世图心理
博客：http://blog.sina.com.cn/bjwpcpsy
微博：http://weibo.com/wpcpsy
U0231743

不完美的家人

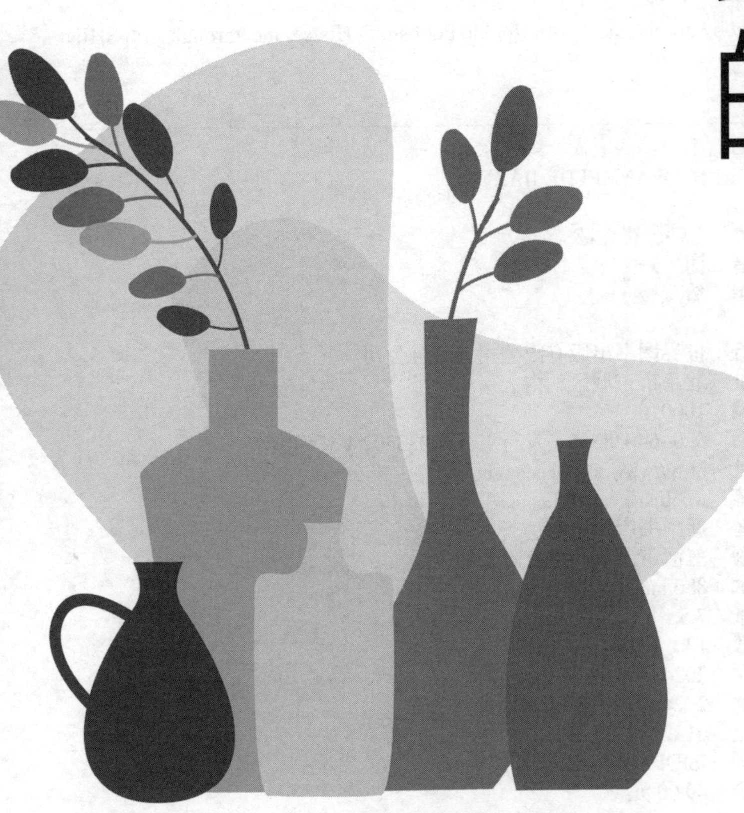

[韩] 崔光铉 ◦ 著
谢丹 ◦ 译

中国出版集团有限公司

世界图书出版公司
北京 广州 上海 西安

图书在版编目（CIP）数据

不完美的家人 /（韩）崔光铉著；谢丹译．—北京：世界图书出版有限公司北京分公司，2024.5
ISBN 978-7-5232-1174-8

Ⅰ．①不… Ⅱ．①崔… ②谢… Ⅲ．①家庭—精神疗法 Ⅳ．① R749.055

中国国家版本馆 CIP 数据核字（2024）第 077783 号

书　　名　不完美的家人
　　　　　BU WANMEI DE JIAREN
著　　者　［韩］崔光铉
译　　者　谢　丹
责任编辑　詹燕徽
出版发行　世界图书出版有限公司北京分公司
地　　址　北京市东城区朝内大街 137 号
邮　　编　100010
电　　话　010-64038355（发行）　64033507（总编室）
网　　址　http://www.wpcbj.com.cn
邮　　箱　wpcbjst@vip.163.com
销　　售　新华书店
印　　刷　三河市国英印务有限公司
开　　本　880 mm × 1230 mm　1/32
印　　张　7.5
字　　数　130 千字
版　　次　2024 年 5 月第 1 版
印　　次　2024 年 5 月第 1 次印刷
版权登记　01-2022-1108
国际书号　ISBN 978-7-5232-1174-8
定　　价　49.00 元

序言
家庭的问题是1+1

家是我们的避风港和温暖归宿，给我们无条件的爱。然而，对于有些人来说，事实并非如此——家不仅不能让他们感到安全舒适，反而成了他们的负担。

其实，对于大部分人来说，家既是动力又是负担——亲密关系中往往充满了矛盾与冲突，关系中双方的爱有多深，恨就有多深。

一切矛盾的根源就在于：我们眼中的家人往往与其内在并不一致。

我在德国学习家庭咨询与治疗并获得了博士学位，之后一直从事家庭咨询与治疗工作。2002年，我回到韩国，在一所大学里任教，开设了家庭心理学这门课程，同时继续从事家庭咨询与治疗工作。在20多年的职业生涯中，我见到过各式各样的家庭问题和家庭成员所经历的创伤。我深刻地认识到：每个家庭成员都应相互尊重、珍惜彼此，并且互敬互爱，否则，他们就很难拥有幸福的家庭。

家庭成员如果仅凭各自的美好意愿去生活，那么他们不仅不能让家庭变得美满幸福，反倒可能令彼此感到痛苦、沉重。埃里希·弗洛姆（Erich Fromm）认为，爱情是一门艺术，需要我们用一生去学习。

我发现不美满的家庭通常存在着一些相同的特征，比如家庭成员相互推卸责任，彼此之间存在巨大的性格差异等——他们总要把指责之“箭”射向对方。

在不幸的婚姻中，夫妻二人往往在各自的童年时期都目睹过父母糟糕的婚姻状况，并且都在不幸的原生家庭中经历了创伤。他们成年后把各自的创伤带进婚姻中，导致家庭变得扭曲畸形。

所以说，家庭的问题是1+1。

在婚姻中，如果夫妻双方总认为问题出在对方身上，那么他们必然无法实现拥有幸福家庭的美好愿望。实际上，人是不可能轻易改变的，所以与其费尽精力去改变对方，不如找出自己身上的问题并试着做出改变。

我在给来访者做咨询治疗前，会先让他们明白“家庭的问题是1+1”。基于这样的认识，夫妻二人才会发自内心地彼此认同，尊重对方过去的创伤，进而才有可能发生真正的变化。

我在为来访者做咨询或治疗时，见过很多令人心痛的遭遇，因此立志要为那些家庭生活不幸的人指明方向，让他们了解家庭的问题。

目前市面上大多数关于“家庭心理学”“家庭治疗”方面的著作都是写给心理学专业人士看的，而适合大众读者阅读的并不多。然而，当今社会，人们对心理问题及心理学的关注日益增加，对心理学知识、心理治疗技术的需求也越来越多——在婚姻、家庭出现问题时，越来越多的人意识到这可能是因为心理出现了问题。尽管如此，很多人还是无法放松自在地接受家庭咨询。因此我希望写一本能够在某种程度上代替家庭咨询与治疗的、便于家庭成员使用的自助类心理治疗图书。

在此，我首先要感谢我的爱人，在我创作的过程中她认真地阅读书稿，时常就内容与我一起讨论，给我宝贵的意见，并改正书稿中的错误。这段经历对我们夫妻来说是无比珍贵的。

我还要感谢我的儿子，因为他的出生，我成为父亲，也拥有了更加完满的家庭。希望儿子今后能够懂得：“对爸爸而言，我比任何人都能带给他力量。”

崔光铉

目录

Contents

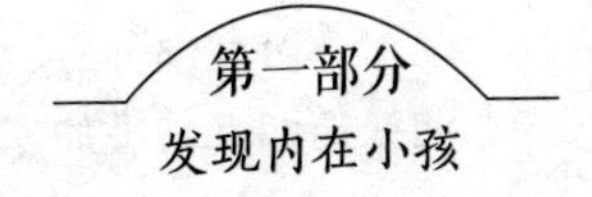

第一部分 发现内在小孩

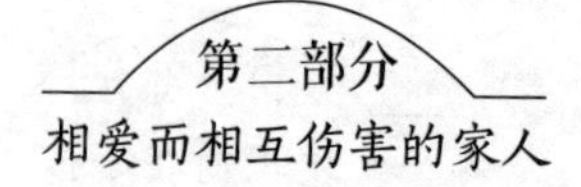

第二部分 相爱而相互伤害的家人

第三部分

改善家庭关系的七种心理训练

第一部分 发现内在小孩

我相信，过去被忽视和受伤的那个内在小孩就是造成我们一切不幸的关键。哀悼自己童年时无法满足的需求，则是疗愈创伤的开始。

——约翰·布拉德肖（John Bradshaw）

挥之不去的童年创伤

“创伤”（trauma）作为一个心理学术语是指一种创伤后应激障碍。它可能是持久的，甚至可能是致命的。

我们被锋利的东西划破后会流血并感到疼痛。如果伤口很浅，过不了多久，疼痛就会消失，伤口会愈合然后消失；但如果伤口很深，那么它不仅难以愈合，还会留下难看的疤痕，提醒着我们。

害怕被拒绝的孩子

我在德国获得博士学位后，回到了韩国，很幸运地在一所大学里任教。成为一名大学教授是我一直以来的梦想，但没想到，我入职的第一天，就开启了一场

“噩梦”。

在第一堂课开课前，我向教室走去，有个男生认出我是新来的老师，从自动售货机买了一杯咖啡请我喝。我感谢了他的好意，但没有接受咖啡。

我正要开始讲课，有个学生走进教室，他正是刚才想请我喝咖啡的学生。但是他的表情和之前不同，他看向我的目光似乎充满恶意。

课程开始后，那个男生提出了一连串具有挑衅意味的问题。根据我的经验，学生提问的动机大致可分为两种类型：一种是出于求知欲，另一种则是想试探老师的水平。但那个男生似乎不属于这两种类型，他的问题接连不断，让我有些窘迫，又有些气愤。

其他听课的同学自然察觉到了这种不正常的气氛，有些坐立不安，想必都对新来的老师感到不满。那个时候，作为一个初登讲台的人，我对那位学生的敌意和攻击性感到畏惧，有些疲于应对。那个男生甚至隐约地威胁我说，要在学校网站上表达他对这门课的不满。

之后的整个学期中，我每次上课都会被那位学生为难，由此感到焦虑和疲惫，甚至对自己的职业产生了怀疑。

在学期临近结束时，为了能留给大家意义特殊的最后一堂课，我买了一些饮料和零食，将教室里的桌椅围成一圈，和学生们坐在一起，边吃边交流。我选了个位置坐下，那个男生马上坐到了我旁边。这让我非常紧张，感觉又要被他欺负了。

他坐下后，将自己喝过的果汁递给我。我脑中冒出一些想法："让别人喝自己喝过的饮料也太不礼貌了吧？""他是在故意奚落我吗？"尽管我很抗拒，但我忽然想到，这一学期我之所以付出了沉重的代价，可能就是因为最初我拒绝了他的咖啡，所以我把果汁一饮而尽了。令我意想不到的是，那个男生看到我喝完果汁后，表情马上变了——如初见我时那般真诚而快乐。他开心地对我说："老师，这学期您辛苦了。我学到了很多知识，下学期还想继续听您的课！"

谁能想到呢？一瓶果汁竟然改变了一个学生对老师的态度！后来，这个男生在毕业前还选修过我的两门课。彼此熟悉之后，他跟我讲了他小时候的事，我才明白了他之前为什么会那样对我。

他告诉我："当我鼓起勇气，想请第一次见面的老师喝咖啡时，您拒绝了我。那一刻，我非常尴尬，不知所措。一瞬间，我感到内心深处由来已久的痛楚连带着各种不好的情绪一股脑儿涌了上来，儿时那些被父母一次次伤害的画面都浮现在脑中。”

原来，在这个男生小时候，他的父母对他非常冷淡，对他提出的大多数要求都不会满足。而在长大后，这种因为被拒绝而形成的挫折感和创伤一直留在他的潜意识中，导致他很容易把对父母的失望和愤怒，以及内心的委屈投射到其他年长者身上。而我就是投射对象之一——我因拒绝他请的咖啡，触发了他的童年创伤。

上述事件在弗洛伊德（Freud）的理论中被称作“移情”，即一个人将其童年或早期生活中的体验与感受转移到别人身上。这会给关系带来负面影响，造成误解。

父母为何总是偏爱像自己的孩子？

在人际关系中，移情现象屡有发生，特别是在夫妻关系和亲子关系中。例如父母对某个孩子的偏爱可能就是移情效应。

俗话说，“手心手背都是肉”，父母对自己的每个孩子都很关爱。但根据我多年家庭咨询的经验来看，这种说法有些理想化了。在现实生活中，大部分多孩家庭的父母对每个孩子的爱是不平等的——尽管有些父母不愿意承认，但他们实际上还是会比较偏爱其中某一个孩子。造成这种情况的很大一部分原因在于父母受到童年经验的影响，而不自觉地特别疼爱某个孩子。这种移情作用也可能让父母对某个孩子过于严苛。

我在职业生涯中就接触过不少这类情况。

案主秀彬是家中最小的孩子，她还有两个姐姐。小时候，因为家境并不富裕，无论对于什么东西，她总要和两个姐姐争——如果不争不抢，她就永远只能穿旧衣服；要是不哭不闹，她就没有上大学的机会。而秀彬的大姐一直被父母寄予厚望，这令她非常嫉妒。后来，秀彬结了婚，又有了两个女儿。她发现自己无法真心地喜欢大女儿。大女儿无论做什么，在她眼里都很烦人。相反地，她一看到小女儿，就会充满怜惜，因此对她特别好。

这就是很典型的移情作用。在秀彬的潜意识中，她将自己的大女儿视为造成自己童年痛苦的大姐（家中的长女），而将小女儿视为总是在姐姐的阴影下艰难生长的自己。

秀彬之所以疼爱小女儿其实是为了补偿内心深处那个得不到父母疼爱的童年的自己。

寻找父亲的替身

在我见到的案例中，移情作用对伴侣关系造成的负面影响尤为突出。人们往往会为了补偿自己的童年创伤，而对自己的伴侣提出过高的要求。然而，没有人能够完全按照对方的意愿行事，也没有人能做到完美。

对伴侣的要求一旦无法被满足，就会转变为失望、不安、后悔等情绪。

敏英来找我做咨询时只有20岁。她认为丈夫不了解自己，对自己漠不关心，而且很自私。她对丈夫感到非常失望，甚至因此对这段婚姻关系感到厌倦。

通过和她的谈话，我很快发现了她对丈夫失望的原因。在敏英上小学六年级时，非常疼爱她的父亲就去世了。父亲的早逝在她幼小的心中留下了伤痛。敏英在结婚前有很多追求者，但能够吸引她的只有她现在的丈夫，因为他的性格很温柔，能带给她父亲般的温暖。

敏英期望通过婚姻从丈夫身上获得父亲来不及给她的爱。可是丈夫并不能扮演好父亲的角色，也不该如此。由于敏英的愿望没有得到满足，她对丈夫感到不满，进而对婚姻感到失望。她甚至无法忍受劳累的丈夫在周末睡懒觉，因为童年记忆中的父亲总会在周末陪她出去玩，给她买糖果。

很明显，在这段婚姻关系中，问题主要出在妻子敏英身上。

我建议敏英和丈夫一起来做婚姻咨询。在见到敏英的丈夫后，我了解到，他认为自己的责任是为养家而努力赚钱，而丝毫不了解妻子对他的期待。并且，因为自己的付出与努力没有得到妻子的肯定，他觉得受到了伤害。

如果夫妻关系遭遇危机，双方都应该自我检讨。通常，夫妻二人中童年时生活不幸福的那一方更容易出问题。很多婚姻问题都源于夫妻中一方或双方的童年创伤——通过移情和投射而怪罪、指责对方，同时合理化自己的行为与想法。

尽管会让人感到痛苦，但解决问题的方法只有一个，那就是检视自己的内心，承认自己的移情，面对自己内在的那个受伤的小孩——正视自己想逃避、遗忘的伤痛。

一旦我们发现冲突的根源在于过去的创伤，那么一切问题就有可能迎刃而解了。

被定频的孤独感

小时候经历过长期孤独体验的人，在成年后往往会不自觉地感到持续性的孤独，并对日常生活中的寂寞极为敏感。然而，当事人并不会觉察到这份孤单来自自己的内心，而是会将问题归因于自己所处的环境或自己身边的人。

我的一个朋友总是觉得自己很孤独。

在她年幼的时候，她的父母为了养家糊口，有很长一段时间一直在外忙碌，很少给她关爱。而她的姨妈成了她的主要抚养人，代替她的父母给予她关心和爱护。

后来有一天，她的姨妈因为搬家要离她而去，她大哭着请求姨妈别走，还追着搬家公司的车跑。姨妈很心疼，把她带到新家，想让她住一夜，但是房东不同意。姨妈只能无奈地把她送回了家。那段时间她经常哭，感到孤单无助。

如今，虽然距离那段经历已经过了30多年，但那种痛苦的感觉仍令她记忆犹新。她每每回想起那段岁月就会觉得非常孤独。

尽管她现在有个很幸福的家庭，但她时刻都在担心自己会突然被深爱的人所遗弃，担心自己深爱的丈夫和子女会像姨妈一样离自己而去。因此她时常会感到不安，即使家人就在身边，她也不时会产生一种深深的孤独感——害怕再次变成一个人。

为什么会发生上述状况呢？那是因为我的这位女性朋友的情绪频道被固定住了，无论遇到什么事她都会维持同一种情绪体验——孤独。打个比方，人类可以自如地变换情绪——从喜悦到悲伤，再到愤怒，就像电视可以自由地切换频道。但如果电视被锁定在游戏频道，那么它将一天24小时持续播放游戏节目。同理，人的情绪一旦固着在特定的情绪频道上，便会一直“播放”这种情绪。

原生家庭对于每个人来说都是意义重大的。从出生起，我们在家中经历的关系和体验到的情感会影响我们一生的关系模式和情感模式。因此，孤独的童年很可能会让人一生都被困在孤独感中。

小时候的孤独感会延续到成年后。总感觉孤独的人可能会成为一个工作狂，用高强度的工作来排遣寂寞。但无论怎样做，他都很难化解心中的那份孤独感。

结婚能消除孤独感吗？

人们对于婚姻往往有着种种误解，其中之一便是“结婚后，彼此依偎，我们就会不再感到孤单”。有许多人正是因为厌倦了孤单寂寞的感觉，不想再过一个人吃饭、一个人睡觉的生活，而步入婚姻的。但婚后，人们有时候会发现，内心的孤独感不但没有消失反而更加强烈了——为了摆脱孤独感而结婚的人会体验到有别于单身时的孤独感的另一种空虚感。

我在结婚前有过一段漫长的独居生活。那时我一个人住宿舍，每天下班后就回到空荡荡、冷冰冰的房间中。我很讨厌那种感觉，认为摆脱这种生活的唯一出路就是赶快找个心爱的人结婚，搭伴过日子。

我很快遇到了自己喜欢的女孩，与她恋爱，然后步入婚姻。但婚后，我发现自己依旧无法摆脱那种孤独感。我和妻子经常为一些小事情争执，陷入冷战。有时，我甚至会想："与其这样，还不如回到过去，一个人住，独自承受孤单。"

我们往往会被对自己重要的他人所伤害，并因而感到孤单。这个重要的他人可以是父母、配偶、子女，也可以是朋友、同事等。在家庭中，重要他人对于我们而言，小时候主要是指父母，成年以后主要是指配偶，还可能是指子女。

处在亲密关系中的人往往会因对方的所作所为而受伤，陷入孤单，而且爱得越深，受到的伤害也越深。例如，对于一个年事已高的人来说，自己呵护宠爱的子女却对自己不闻不问，这是最让他感到孤独的。

受伤时你会去找谁？

法国心理学家鲍里斯·西瑞尼克（Boris Cyrulnik）曾说："创伤在受害者的记忆深处留下烙印，与他融为一体，如影随形。"创伤事件的发生也许仅有一次，但受害者往往无法忘却当时的情绪，会不断重复伤痛的体验。值得注意的是，与成年后遭受的创伤相比，童年时的创伤经验会给人的一生带来更严重的影响。

"小时候，每当你受到伤害或遭遇挫折时，你会先去找谁？"

当我向来访者提出这个问题时，他们通常会瞪着眼睛思考良久。有些人是因为已经记不清这些陈年往事；有些人则是顾虑重重："咨询师想知道些什么？"然后，他们通常会给出这样的答案——我没找任何人。他们会"把自己关在房里""抱着小狗躲起来"，或者"虽然想告诉父母，可是因为他们不在或非常忙碌，所以没能说出口"。

人们在内心感到痛苦无助时，往往会对最亲密、最信赖的人产生强烈的依赖感，渴望从那个人身上汲取安慰。通常，这个依赖对象并不能解决根本问题，但依赖者通过向他吐露心声，能够让心情得到改善。

曾多次登上“奥普拉脱口秀”的美国著名情感创伤疗愈专家贝弗莉·恩格尔（Beverly Engel）曾说：“小时候，我们信任并依赖的父母只要给我们一个温暖的拥抱、一句关爱的话语，就能让我们膝盖的伤口停止流血。”

但是如果小时候，我们因某件事情受伤却无法向任何人求助，那么我们的伤口就很难愈合。久而久之，我们无论多么痛苦都不愿表达，于是深刻的孤独感会在内心深处扎根。

身体会记住心理的创伤

身体是内心的镜子，它会反射我们的内在，显示出我们的心理活动。而我们的很多内在历程都会被身体储存起来。例如，身体会记得食物的味道——有过因吃红薯而消化不良经历的人，一看到红薯就感到反胃；很多人听到“青杏”这个词就会分泌唾液，这是因为身体记住了这种食物的酸味。同样，身体会记住心理的创伤，而且这种记忆随时都可能重现。

德国弗莱堡大学教授约阿希姆·鲍尔（Joachim

Bauer）曾说，创伤经历被我们存储在潜意识中，并在我们的身体里留下印迹（engram）——它一直处于“冬眠”状态，不会让我们持续地隐隐作痛；一旦我们面临巨大的精神压力，它便会突然苏醒，让曾经的苦痛再度爆发。

黄女士是一位30多岁的家庭主妇，结婚多年来，她在与丈夫行房时总是痛苦不已——只要丈夫提出要求，她就很紧张；哪怕丈夫只是碰到她的身体，都会令她反射性地全身僵硬。黄女士和丈夫彼此相爱，关系很好，但行房这件事却令她非常抵触，甚至会让她产生难以言喻的羞耻感与愤怒。

通过谈话，我了解到了事情的原委：她在上小学时曾受到过邻居的性骚扰，即便很多年过去了，当年的羞耻感与愤怒依旧如影随形。因此，每当她与丈夫发生性行为时，童年创伤留下的烙印都会折磨她。

上述案例中这种身体持续感受到多年前创伤痛处的情况，即弗洛伊德所说的“记忆创伤的方式”。弗洛伊德指出，身体试图通过重现痛苦来控制这种痛苦。也就是说，我们的身体会通过持续地感受旧伤口的疼痛来记住过去。

心理学界存在着一个普遍共识，就是“童年经验会影响人的一生”。实证研究表明，童年经历的创伤很可能会对大脑造成影响，导致压力荷尔蒙过度分泌、神经敏感等，让人在成年后，只要遇到微小的压力，就会内分泌失调，虚弱无力，情绪低落，甚至可能会患上抑郁症、恐惧症、强迫症等心理疾病。

儿时遭遇创伤的人在处于压力中时往往比其他人更加敏感，更容易感觉到压力，也更难消除压力。尽管很多人认为受到过许多伤害的人往往比一帆风顺的人更能应对压力，但事实往往并非如此。童年创伤会损害个体的压力应对功能，导致个体无法化解压力。相反地，在充满爱的环境中成长的人，往往更有韧性，更懂得应对压力。

美国纳罗帕大学身体心理治疗学教授克里斯汀·考德威尔（Christine Caldwell）指出，人们为了摆脱心中残留的创伤，会通过“离开自己身体”的方式，即成瘾行为——依赖尼古丁或酒精、赌博、游戏、性等——暂时逃离现实与创伤带来的痛苦感受。成瘾行为的特征是会形成恶性循环，让身体的依赖性越来越强烈，无法自拔。在当今社会，为了减轻痛苦而选择成瘾行为的人并不少见。

对于饥饿的人而言，一个面包带给他的满足感可与山珍海味媲美。但如果给他很多面包，随着他越吃越饱，他的满足感会逐渐下降，继而完全消失。这便是经济学中的边际效应。而成瘾行为也存在相似的情况——当刺激饱和后，无论多么大的刺激量都无法再令个体感到满足。到那时，成瘾行为就不再是缓解痛苦的工具，而成了一道枷锁。成瘾行为绝不是真正的解药。

想避免受伤，却适得其反

经历创伤后，人们一旦遇到压力或危机，便会自动启动防御机制，试图用逃避的方式保护自己不再受伤。但是，逃避不但不能治愈创伤，反而会招致更多的伤害。

一个有过痛苦体验的人总会努力避开那些让自己联想到创伤的事情。然而，他们越是试图挽回局面，就越会陷入恶性循环。

与父亲截然相反的丈夫

我在咨询中经常遇到这样的个案：为了不让自己受伤而竭尽全力地避开与之前经历的伤害相似的情形，结果却事与愿违，重蹈覆辙。面对这样的情况，当事人往往会感到惊慌失措，甚至绝望无助。

有一位30岁出头的女性前来找我做咨询，因为她的丈夫有了外遇，这让她非常苦恼。她的丈夫外表很普通，收入不高，没有什么能力，她不明白他为什么会有外遇。

通过谈话，我了解到她的父亲是个美男子，外貌出众，又很会赚钱，自然不乏爱慕者，艳遇不断。年幼时的她看着母亲成日形单影只，每天都满怀期待地准备好晚餐，殷切地等待深夜归来的丈夫。于是，她从10岁起就下定决心："我绝对不要变成妈妈那样。"而她想到的避免悲惨命运的方法是选一个与父亲截然相反的男人当丈夫。之后的十几年里，她一直祈祷着，希望自己能嫁给一个与父亲截然不同的、外貌平平又毫无能力的男人。

后来，她的祈求真的灵验了。尽管周围的人都反对她找那样的对象，她却很高兴，因为她觉得自己终于可以摆脱母亲那样的悲惨命运了！

婚后，她和丈夫有过一段幸福时光。她觉得丈夫很专一，自己如愿过上了与母亲不同的人生。然而幸福只是短暂的，没过多久，她发现丈夫竟然有了外遇。她不明白为什么会这样。

如今，她的处境比母亲更悲惨——虽然当年父亲有外遇，但至少在外表、能力和财力方面都很优秀，而她的丈夫一无是处。她为了找一个对自己专一的丈夫，而降低了择偶标准，现在却突然发现自己的期待落空，因此深感绝望。

留不住爱情的女人

我有一个女性来访者，她美丽端庄，身材苗条，颇受异性青睐，可是她漂亮的脸上总挂着一副阴郁的表情。这位女士很委屈地跟我诉说了她的遭遇：她每次和心仪的男性谈恋爱时，越是喜欢对方，就越会因为不明原因与对方分手。

然后她给我讲述了她的童年经历——在兄弟姐妹之中，只有她被送到乡下，在奶奶家孤独地长大。这段儿时经历是她永远无法抹去的创伤。她的内心深处总认为“自己深爱的人迟早都会离开自己”。“要是被抛弃该怎么办？”这样的问题一直困扰着她，让她非常焦虑。

对于那些被她的外貌所吸引而向她示好的男性，她很难敞开心扉，总是因为过于严苛、挑剔而让对方知难而退。

而每当她开始一段感情，只要对方稍微生气或态度不够好，她就会感到不安，而不自觉地纠缠对方。这样只能使对方感到厌倦，最终与她分手。

我们的心就如同钟摆——朝向某个极端的摆动会产生促进回摆的动力。在上面的案例中，案主为避免让小时候“被抛弃”的创伤再度发生而做出的防御行为并没有帮助她获得幸福，反而成了她奔向幸福的道路上的绊脚石。

自我破坏性行为不仅指自暴自弃或自虐——不由自主地将不安和焦虑强加给自己、无法拥抱自己，也是一种自我破坏。

我们发现，陷入择偶障碍、家暴、成瘾行为等不幸中的人往往有一个共同点，那就是无法摆脱童年创伤。

人们会依据儿时的家庭关系来塑造成年后的人际关系、婚姻关系、亲子关系。如果一个人在童年时期无法获得家人的爱，受到冷落或遭到遗弃，那么他在长大后也会对这世界抱有较低的期待，很容易否定现实，无法看见现实本身的模样。越是如此，不幸的模式越会重复出现。最后，不幸会成为受害者身上的一部分，操纵其人生。

害怕被丈夫抛弃的女人

有一位总是感到焦虑的女性来找我做咨询。她坐在咨询室的椅子上，显得非常不安。她神情慌张地告诉我：她的银行账户密码被神不知鬼不觉地改掉了，她的邮箱每天都会被黑客攻击数十次，家里的钥匙总是被人偷偷换掉，她接听电话时总会听到奇怪的杂音。她反复告诉我，她一定是遭到了窃听，一定有人想加害于她……

这些如悬疑电影剧情般的状况在现实生活中几乎不会发生。根据她显露出的种种症状，我诊断出她患有某种精神疾病。

随着咨询的不断深入，她不安的原因逐渐浮出水面。

困扰这位女士的问题源于“丈夫会不会离开

我？”的担忧。由于害怕被抛弃的心理与日俱增，她不断将不安与怀疑扩展到日常生活中，最终发展为轻微的被害妄想症。而周围人的不理解和异样眼光，导致她的病情迅速恶化。

经过求证，她的丈夫完全没有想过要离开她。实际上，也没有人想加害于她。那么她为什么要一直将自己囚禁于不安与怀疑之中，饱受煎熬呢？她的痛苦和压力并不是外因造成的，而是来自她的内在。

许多人来找咨询师寻求帮助都是因为害怕深爱的人会离开自己。他们往往会有一些固执的念头，比如认为“亲人会死亡”“爱人会抛弃自己”等。他们看到在意的人生气就会更加不安，并会以此作为悲观念头的证据，加剧自我折磨。

如果一直这样杞人忧天，害怕发生的事情有一天就可能会变成现实。因为内心的恐惧和不安会让人失去理性，不停地纠缠最在意的人，时间久了就会使对方感到身心俱疲。有些人因为害怕亲密的人离去，而用严苛的标准约束对方，这会造成对方的逃避、疏远。有些人因为担心自己全心全意付出却难免遭到抛弃，所以不想陷入亲密关系中。于是，他们极力克制自己的情感，表现得很冷漠，而且不愿付出。

临床经验证实，“害怕被抛弃”的心理大多是童年创伤所致，往往会引发自我毁灭性行为。案例中来找我咨询的女士，在很小的时候就失去了父亲，这给她的内心带来了极大的冲击。

心理创伤会引发自我毁灭性行为：通过持续性的不安心理和自动化的防御行为，让“被抛弃”的情节一再上演。

一个人如果在童年遭遇过不幸并在心中留下了伤口，那么在他成年后，无论他多么渴望摆脱过去，多么努力地构建美好的新家庭，想成为好伴侣、好家长，他都会无意识地对自己在意的人做出伤害。不仅如此，已经固化的心理模式还会使个体和家庭陷入恶性循环：内心受伤的人一旦意识到自己对家人造成了伤害，就会产生强烈的罪疚感。于是，他竭力压抑自己，直至情绪爆发，给家庭造成更严重的伤害。

万人迷的悲剧

“万人迷”玛丽莲·梦露虽然已经去世很久，但至今仍是很多男性心中的性感女神。她表面上虽然风光无限，但她的家庭生活非常坎坷，甚至可以说是个悲剧。

梦露的母亲未婚先孕，生下她后就因酒精成瘾、没有能力养育子女而将年幼的她送去了孤儿院。梦露在儿时遭到生母抛弃，而后又在孤儿院与多个寄养家庭间辗转漂泊，几乎没有获得过爱。她在9岁时惨遭邻居叔叔强暴。对爱的极度渴望使梦露在16岁就早早结了婚，但这段婚姻只持续了不到4年。

尽管梦露的成长过程非常坎坷，但她的事业顺风顺水。她很快就成了炙手可热的大明星。她是个万众瞩目的人间尤物，但是美丽和名气并不能给她带来幸福。男人们对她趋之若鹜，而她也渴望从周围的男士身上弥补童年未被满足的爱，但结果却令人扼腕叹息。她重蹈覆辙，又草率地结了婚，没多久又离了婚，借助酒精和药物自我麻痹——才36岁就香消玉殒了。

我曾在一本生物学书籍中读到过，一条狗如果经历两次以上易主，便无法再胜任宠物这一角色，因为它在屡次遭受被抛弃的打击后会患上重度抑郁或具有攻击倾向——而人的心理有时比动物还要脆弱。

著名儿童心理治疗专家爱丽丝·米勒（Alice Miller）曾说过，童年时未能获得父母关爱的人，随着年龄的增长，会越来越执着于弥补缺失的爱，渴望得到更多的爱。而越是执着的人，受到的伤害往往越大。就像梦露那样，尽管奋力挣扎，试图避免被人抛弃的创伤经历，却一次又一次失败，最终走上了不归路。

童年过得不幸，不意味着成年之后也必定会继续遭受不幸。其实，一个人如果想要避免再度沉沦于伤痛的泥淖，他首先需要做的就是恢复因童年创伤而受损的自我形象。

遗忘不能抚平创伤

与亚洲不同，欧洲的精神治疗或心理咨询发展得相当成熟而且很有活力——人们只要觉察到内心的冲突，就会不带任何成见地去精神科门诊或者咨询机构求助——自然得就像身体生了病要去医院找医生一样。

在亚洲，心理治疗、心理咨询尚未被普遍接受。人们觉察到自己的心理问题后会经历一个很漫长的犹豫期，然后才会敲开咨询室的门——很多人明明已经到了无法承受压力的地步，却还是犹豫不决；还有很多人即使已经与咨询师开始了治疗会谈，还是会在交流中有所保留，不肯展现真实的自己。

很多来做咨询的人会对咨询师说：“我小时候的生活没有任何问题，父母对我很好，家境也算不错。”

这样的话是令人气馁的，是阻碍咨询师发现心理问题本源的屏障。当谈话进一步深入时，咨询师往往会发现，来访者有一部分记忆仿佛被抹去了——他记不清成年之前发生的事情，或者怎么也想不起来小时候经历过什么快乐或悲伤的特别事件。在这种情况下，咨询师大致能够做出判断——来访者在防御。

来访者为什么会想不起来自己小时候经历过什么呢？这很可能是因为来访者不想去面对童年创伤——伤口可能太深了，让他太痛苦以至于难以承受。为了摆脱痛苦，他索性“删除”了与创伤有关的记忆，或者扭曲那些记忆，美化不快乐的往事、不和睦的家庭，并且不断催眠自己。童年不幸的人越是渴望拥有幸福的童年，就越会扭曲自己的记忆——人类的记忆不仅是不完整的，还存在很多虚假的部分。人类的这种为了使自己免受伤害而形成的潜意识及其外显的行为模式就是弗洛伊德所说的“防御机制”。然而，“删除”或扭曲关于创伤的记忆并不意味着真正忘记过去的痛苦。

我们通过“遗忘”“逃避”等防御手段，试图彻底摆脱痛苦，但结果根本不可能让曾经的伤口愈合。或许我们可以从痛苦中短暂脱身，但还是会在不经意间触发创痛，并且会一直承受创伤带来的持续的副作用。

很多遭受过精神创伤或身体创伤的孩子都会以不合理的想法来自我防御：“这件事之所以发生在我身上，是因为我是个坏孩子。”“没有人爱我，我是个不值得被爱的孩子。”这样的想法会一直延续，变成一种根深蒂固的羞耻感。

家庭治疗师约翰·布拉德肖认为，羞耻感会导致成瘾行为。如果说罪疚感让我们感觉到自己犯了错，那么羞耻感会令我们认为自己本身就是个错误。与羞耻感相伴的还有孤单、悲伤、焦虑、恐惧、愤怒、抑郁等许多负面情感，其中强度最大的一种就是愤怒。尽管孩子在经历苦难时通常会认为这种不幸是自己不得不承受的，但其内心深处却对此感到愤怒。这种愤怒一旦在他的内心生根，就很可能在以后导致成瘾行为。

爱情与婚姻

理想的婚姻要求伴侣拥有高水平的自我分化能力，独立且能共享亲密情感。

——莫瑞·鲍文（Murray Bowen）

异性间的吸引力法则

莎士比亚名剧《罗密欧与朱丽叶》中男女主人公一见钟情的情节为人们所称道。尽管很多人都向往一见钟情式的“命运安排”，但大多数人的爱情都需要一个培养的过程——起初只是有好感，经过一段时间，好感慢慢升温，然后才能产生爱情。

我和朋友去野外露营的时候，常常会围着篝火玩到深夜。当篝火快要熄灭时，大家通常会把红薯或土豆放进冒着烟的灰堆里烘烤。每当这时，我总忍不住会想，火苗都熄灭了，这些食物什么时候才能烤熟呢？但当我们尽兴玩乐后感到饥饿时，翻出这些食物才发现它们不知何时已经熟了。而一种较为常见的爱情的形成就和这个过程很相似——随着时日推移，好感点滴积累直至产生质变，即所谓的日久生情。

20世纪80年代末的一部电影《当哈利遇到莎莉》，把爱情萌发的过程演绎得恰到好处，令人印象深刻。

哈利与莎莉都刚从大学毕业，莎莉离开芝加哥驱车前往纽约，与搭顺风车的哈利就此相识。但是两个人因为彼此的价值观和习惯相去甚远，一路上争吵不断。在“男人和女人之间是否存在纯粹的友谊”这个问题上，他们展开了唇枪舌剑，最终不欢而散。两人到了纽约后各自忙碌地工作和生活，过了5年才再次不期而遇——一个是恋爱中的女人，一个是准备步入婚姻的男人。他们再次就之前的问题展开了讨论，却还是没有达成一致。又一个5年过去后，失恋的莎莉和刚刚离婚的哈利再度相逢。这一次，他们彼此安慰，友谊迅速升温。在新年之夜，哈利忽然发现友谊和爱情可以并存，于是他勇敢地向莎莉表白了。

时隔多年，这部电影仍被很多影迷奉为经典，这就要归功于它真实而生动地再现了异性之间典型的恋爱过程。电影中的哈利与莎莉，最开始时只要见面就针锋相对，然而随着时间的推移，彼此之间的好感越来越强烈。而现实生活中，许多情侣也都经历过这样的从友谊到爱情的升华。

从心理学的角度来看，这两个人之间的情感之所以变得强烈，是因为他们能够在对方身上看见自己的影子。弗洛伊德认为，爱在本质上是一种自恋情结。当一对男女能够深入地了解彼此并能从对方身上发现自己所熟悉的样子时，他们便会感觉到强烈的吸引力。这是爱情的基本法则之一。

例如，有一对交往没多久的情侣在聊天时偶然发现彼此的成长背景十分相似。两人经过核对，才知道他们就读的中学离得很近。就在知道这个巧合的瞬间，两人之间的好感大增。紧接着，他们发现彼此有很多相似的习惯，并生出了“你怎么现在才出现呢？”的感觉。

在择偶过程中，外貌只是众多影响因素之一。此外，人们往往会根据个人能力、性格、学历、社会地位、家庭背景等条件进行综合考虑。但和这些外在条件相比，更重要的条件其实在潜意识中左右着人们的判断，那就是熟悉感——在对方身上能看到自己成长过程中熟悉的人的影子。

姐弟恋

“我是你妻子，不是你姐姐！”妻子和丈夫经过一番争吵，终于说出了结婚5年来一直压抑着的心里话。妻子比丈夫年长3岁，两人是在大学的联谊活动中相识的。妻子的朋友对于她嫁给了一个“小鲜肉”多半是好奇而又羡慕的。但个中甘苦只有当事人才知道。

在韩国的传统家庭观念中，丈夫应比妻子年长。因此，这位妻子在刚和丈夫谈恋爱时一直担心他们的恋情会遭到丈夫家里人的反对。结果却出人意料，他们并不介意这一点。

但是他们婚后的生活并不尽如人意。丈夫是家中唯一的男孩子，而且还是最小的一个，他上面还有3个姐姐。在家中，无论是父母还是姐姐都对他百般疼爱，将他捧在手心里，在他成年后依旧如此。

妻子婚后逐渐意识到，自己不像一个妻子，而像一个大姐姐。尽管他们很快有了孩子，但丈夫始终只关心自己的工作，工作之余则专注于自己的爱好，从不肯花时间陪家人，还将妻子的付出视为理所应当。妻子觉得丈夫冷漠又自私。

丈夫希望妻子凡事都能体谅他，为他着想，并且对他有求必应，能体察他的好恶，替他解决生活中的诸多麻烦事。妻子起初一直在努力满足丈夫的需求。但5年过去了，丈夫一直像个没有长大的男孩一样，在生活的各个方面都依靠她。妻子逐渐厌倦了这样的生活。

她来做咨询时诉苦说："我是个女人，需要丈夫的保护和疼爱。我不能一味地单方面照顾他。这样的日子什么时候能到头啊？"

案例中的丈夫在择偶时，在潜意识的控制下遵循了成长过程中最熟悉、最舒适的姐-弟模式。他自幼受到父母和姐姐们的照顾，因此渴望在婚姻中继续让妻子扮演照顾者的角色。而作为他的对象，不论各方面条件多么优秀，一旦表现出对爱和照顾的渴求，就会使他退却。他所需要的是一个温暖的、善解人意的、擅长照顾别人的女性——通常会是一个比他年长的成熟女性。因此，他更容易被“姐姐型”女性所吸引。

她为什么抛弃“绩优股”？

我的一个女性来访者曾经被一个各方面条件都非常优秀的男子追求。这个男子20多岁，家境好，长得一表人才，工作能力也很强，毕业后没多久就成了一家知名大型企业的正式职员，是同龄人中的佼佼者。更难得的是，他还是一个不折不扣的“暖男”，对女子非常好，总是努力哄她开心。

女子的朋友们都很羡慕她，认为能够被“白马王子”主动追求是天大的好运。然而她却无法信任男方释放的爱意，每次与他约会时都会一直处在戒备、警惕的状态中，无法放松，总担心他一旦知道了自己的缺点就会大失所望，不再喜欢自己。男子当然也能感觉到女子的矜持、尴尬和难以亲近。几次约会过后，他确定女子不信任他、不喜欢他，所以失望地分手了。

女子失去了一个优秀的追求者，虽然有些遗憾，但更感到释然。她知道对方很优秀，很难得，但她跟他在一起时总是感到不自在，没办法放松。

过了没多久，又有一个男子对女子展开了猛烈的追求。这个男子在外貌、性格、能力等方面都不出众，甚至还有一些明显的不足。女子的朋友们都不看好这名男子，劝她不要和他交往。然而她非但没有像对上一个追求者那样保持距离，反而非常愿意接近他。这个男子在事业方面没有什么前途，对女子又很粗鲁，但女子和他在一起时非常放松、自在，有种强烈的踏实感。她完全被他所吸引，很快步入了婚姻。

我在会谈中问这位来访者，那种踏实感是怎样的。

她回答道："他身上带有一种熟悉感——跟我们家的男人很像。"

女子儿时的成长环境中有一个蛮横粗暴的父亲和一个成日酗酒的哥哥。而她选择的丈夫身上有他们的影子，因此会让她感到熟悉和安心。

人们往往会被自己最熟悉的人、事、物所吸引，还会因熟悉而产生安全感、信任感。而对于大多数人来讲，小时候的家庭生活无疑是最熟悉的。这种熟悉感也影响了人们的择偶，让人们无意识地被那个能帮助自己重现儿时家庭样貌的人所吸引。这种情况叫作“返乡症”（the going home syndrome）。

所以，我们会发现，儿时得不到父母关爱、被忽视的那些人在长大后往往会无意识地选择一个对自己冷漠、让自己能感受到儿时孤独感的人作为伴侣。同样地，童年惯于遭受指责、暴力的孩子长大后更容易找一个粗暴无礼的伴侣。这样一来，就能让自己回到儿时熟悉的家中。

那些经历过痛苦的人，之所以会在新的家庭中再现记忆中的不愉快体验，延续人生的痛苦，正是因为他们在潜意识中想要挣脱原生家庭的枷锁，化解一直跟随自己的童年创伤。

无论儿时的成长历程是好是坏，我们在情感上或多或少都会倾向于那个能让我们找回童年体验的人。很多人在年轻时认为自己的家乡不够发达、生活条件差、看不到未来，而厌倦了家乡的生活，想方设法去更好的城市学习、工作、结婚生子，很久都不愿回家乡看一看。然而奇怪的是，当他们再次回到家乡时，却不再会有厌倦感，而是感觉格外亲切、放松，甚至眷恋。即便儿时的家中并不和睦，甚至充满暴力、冲突与疏离，那里依旧能唤起内心的强烈情感。

妻子是我的黑骑士

我与妻子的相遇发生在我住研究所单身宿舍的那段时间。我的一个朋友给我们牵的红线，他告诉我，有个姑娘非常豪爽，表示对我有好感。我稀里糊涂地跟她见了面，7个月后就和她结了婚。

每次跟别人提起我们的故事，大部分人都觉得难以置信。因为他们不理解妻子那样优秀的女性为什么会主动追求当时那个不懂社交、内向木讷、外表平凡的书呆子。其实，这件事说起来，连我自己也觉得有些不可思议。

婚后，我过了很久才向妻子提出了“为何会选择我”的疑问。我一直以为自己身上最吸引女性的地方就在于“读书勤奋”——妻子可能因此格外欣赏我。但妻子的回答让我哭笑不得："那天，我看到一个人低着头，有气无力地走在学校的林荫路上，背影看起来非常孤独落寞。我问自己，怎么会有人这么可怜呢？于是，瞬间产生了想要保护那个人的念头。"

妻子的这番话像是给我泼了一盆冷水。我并不想当个被人同情的可怜家伙，但这其实是个无法反驳的事实。不得不承认，那时的我非常孤单，也很努力地想要摆脱孤单，但越是心急就越容易被女朋友甩掉，所以一次又一次受伤，越来越孤独。直到我遇见了妻子，生活才有了起色，我也能平心静气地度过每一天并开始规划未来了。妻子就是将我从孤独中拯救出来的"黑骑士"。

妻子为什么会选择"需要被人保护"的我呢？难道仅仅是因为女人的母性本能吗？但她当时不乏出色的男性追求者，为什么要反过来追求那么不起眼的我呢？后来，我在进行心理咨询研习的过程中发现了原因——妻子在潜意识中希望通过婚姻重现她原本的家庭关系，而我就是能够引起她儿时回忆的最佳人选。

通过与妻子家人的接触，我渐渐意识到，岳母也一直在担任岳父的“黑骑士”。有一次，我去帮他们搬家，工人问岳父家具该如何摆放时，岳父总是摆摆手，答道：“我不知道，去问我妻子。”仿佛他自己没有任何想法。岳父遇到每一件事情都需要请岳母拿主意，无论在财务上还是在心理上他都非常依赖岳母。我听妻子说，岳父以前是高中教师，后来为了梦想辞掉工作开始经商。但因为他不擅于理财，不懂得经营的学问，又没有什么门路，很快就出现了财务问题。然后，都是岳母出面收拾残局，帮岳父跑前跑后，和银行、客户交涉，偿还债务等。

正是因为有这样的父亲，妻子当时才会对那个寒酸、毫无自信、畏畏缩缩的我“一见钟情”——我正好可以帮她重现儿时的家庭环境。而她选择我这样一个前途未卜的穷酸书生，还承受了很大的压力——在我之前，有很多家世、经济、外表等各方面条件都很优越的男性追求她，但都被她拒绝了。她的父母对我很不满意。

妻子是家中的长女，她从小看着父亲没有能力

> 也没有担当，母亲则一直充当拯救父亲的黑骑士，一个人辛苦撑起一个家。那时的她对父亲非常失望，更心疼母亲，但是她自己在择偶时又不自觉地想要复制父母的关系。

家庭治疗大师莫瑞·鲍文曾说：“婚姻不幸的传承始于选择配偶。”研究表明，在不健康家庭关系中长大的人很可能会选择与父母相似的婚姻关系。怎样才能摆脱这种不自知地重现童年不幸家庭关系的“返乡症”呢?

最重要的一点就是和原生家庭实现心理分离。第一步是勇敢正视儿时所经历的情感体验。其实很多女性在拒绝优秀男性而嫁给带给自己熟悉感的男性后往往会感到后悔。如果想避免不幸的发生，她应该学会客观地看待父母的婚姻关系。第二步就是对自己的情感做出正确评估，真正了解自己曾经的痛苦源于什么。对自己与原生家庭的反思能帮助我们逐渐摆脱潜意识中的不安与压力，从而降低选择错误伴侣的概率。

妻子在和我结婚后，发现被我“骗”了。她觉得婚前的我分明是一个需要她保护的人，但婚后却像变了一个人。

“你希望我一直是个等着你来保护的可怜人吗？”我开玩笑地问她。妻子笑着摇头不语。其实，她对现在这种两人各自独立、共同分担家庭责任的夫妻关系很满意。

想重现儿时家庭关系的潜意识使妻子选择我作为她的伴侣，但她在婚后才逐渐明白自己并不想重现父母的婚姻关系。这也令她产生了认同的勇气，进而摆脱了“返乡症”。通过了解彼此的优缺点，互相弥补不足，我们找到了能够携手同行的正确的人生伴侣。

“妈宝男”与“爸宝女”

一对来做咨询的夫妻结婚已有3年。从表面上来看，他们一切正常，就是那种普通的夫妻——通过工作关系结识，然后相恋，再步入婚姻。然而，在这段看似平常的婚姻背后，竟有着不为人知的苦衷。

婚后，丈夫一直不肯与妻子行夫妻之事，这也是两人结婚多年还没有孩子的原因。他们心照不宣地没有将此事告诉父母，而丈夫的父母以为是妻子的体质问题，特意找了一些助孕的方子，熬制好给她喝。妻子虽有苦衷却无法说出。她多次尝试和丈夫发生性行为，但是每次都被丈夫以各种理由拒绝了。直到最近，丈夫可能不想再费心思找借口了，所以开始早出晚归，避免和妻子同床共枕。

在结婚之前，他们虽没有发生性关系，但会自然地做出一些亲密的身体接触。然而婚后，丈夫不仅抵触性生活，甚至连身体接触都很抗拒。这令妻子心灰意冷。

性生活的意义除了传宗接代，还包括增进亲密感等。性不单是一种生理需求，还是一种心理需求。临床证据表明，长期失和的夫妻关系的特征之一就是没有性生活。一些夫妻婚后的性生活频率越来越低——“我太累了”“今天没心情”这样的托词背后其实是夫妻关系的巨大危机。

丈夫为何拒绝与妻子发生性关系呢？通过咨询会谈，我了解了丈夫的成长经历，逐渐猜到了原因。

丈夫的父亲独裁又有暴力倾向，在他小时候经常责打他。在这样的成长环境中，他格外依恋母亲，因此母子关系变得过于亲密。母亲对他来说不仅是母亲，还承担着朋友和爱人的角色。尽管他真心爱自己的妻子，但在潜意识中无法把“母亲”与“爱人”两种角色分开来看——在妻子的“爱人”角色之上还存在着“母亲”角色。他不可能与自己的母亲发生性关系，因此在与妻子同寝时，他的性需求被过度压抑了。也就是说，由于他在婚前对于扮演爱人角色的母亲所拥有的性需求不被允许，他的性欲受到了禁锢，再加上他自幼缺乏自我认同，这些最终导致他产生了强烈的羞耻心。他一对妻子产生性欲，就会感到羞耻，这种内在冲突令他无意识地压抑了自己的性需求。

这对夫妻的亲密关系实际上是对丈夫与母亲扭曲依恋关系的再现。在不健康的亲子关系中长大的人无法处理好与父母的关系，也无法与父母保持正常的边界；即使建立了自己的家庭，其夫妻关系、亲子关系也会受到干扰。

案例中这种因过度依恋母亲而无法拥有主体独立性的情况，即莫瑞·鲍文所说的“共生关系”。身陷这种共生关系的“儿子”就是我们常说的“妈宝男”。这种男性很难拥有一个健康的男性自我认同，其原因在于，母亲对儿子过度呵护的行为所传达的信息是，她希望儿子一直保持“儿子”这个身份，而不是成为一个成年男子。这导致儿子一方面会表现出极度的自信，另一方面却非常困惑不安，缺乏自我认同。生活在母亲的过度照顾和绝对主导下的男孩很容易成为迎合母亲期待的产物，逐渐失去独立人格。

共生关系导致了亲子关系的失衡：“妈宝男”在情感联结上一方面与母亲过度紧密，另一方面却与父亲过度疏离。父亲看到自己的妻子对儿子比对自己更加亲密，会出于潜意识中的同性竞争而对儿子格外严苛，多加指责，这也导致儿子更依恋母亲，疏远父亲。这样的“儿子”在成长过程中因为不愿意接触父亲而失去了向其学习如何成为一名合格的成年男子及丈夫的机会。他在成家后也很难与妻子发展出良好的亲密关系，或与子女建立正常的亲子关系。

过度紧密的母子关系会影响儿子的婚后生活及家庭。类似地，过度依赖父亲的女儿也很难组建属于自己的幸福家庭。

“剩女”智英脱离单身行列已有两年时间，但她感到很难适应婚后生活。

她从小独得父亲的宠爱，和父亲的关系过度亲密，这让姐姐和母亲都很嫉妒。她认为有个非常疼爱自己的父亲就足够了，所以长大后一直对其他男性不感兴趣，也没有结婚的打算。而她的父亲也暗自希望女儿能一直陪在身边。

她嫁给了自己的一个同事。婚后，她发现彼此之间生活习惯的磨合非常困难，而且她感到很难接受“妻子要照顾丈夫的生活”这件事。她对新生活方式的不适应以及不满情绪渐渐影响了她对丈夫的态度。她越来越厌恶他，甚至不想让他触碰自己。

婚后相互妥协退让、适应彼此的生活方式是每对夫妻的必经之路，这并不容易，但能够让婚姻关系更加紧密、幸福。

案例中的智英，之所以迟迟不肯结婚且婚后无法适应丈夫，是因为她无法脱离与父亲的共生关系，在心理上过度依赖父亲——她是个“爸宝女”。

在这种父女共生关系中，父亲往往将女儿视为自己伴侣的替代品，倾注大量的关爱，尽全力去满足女儿的各种需求。久而久之，女儿就会极度依赖父亲，甚至将其视为理想伴侣，以至于很难找到满意的对象。由于被父亲给予了无限的爱，她在亲密关系中也会希望伴侣像父亲一样有求必应，而这往往是不现实的。

一旦女儿结婚，试图脱离这种共生关系，父女双方在心理上都很难做出调整。父亲可能会体验到失落、嫉妒等感受，而女儿极有可能产生一种罪恶感。她很难步入亲密关系，在婚姻中也会不自觉地把丈夫和父亲进行比较，无法满意，而备受煎熬。

婚姻的前提是分离和独立

过度依赖父母的子女很难独立，即便在成家后也无法切断这种紧密的联结。鲍文认为，建立幸福家庭和健康亲密关系的一个必要条件是，两位伴侣在情感依恋方面都必须与父母分离——既与父母保持适当的联系，又与之保持健康的界线。

无法在心理上与父母分离的人，很难拥有健康的亲密关系和幸福的婚姻。一旦结了婚，就意味着原生家庭中的“儿子”或“女儿”需要换一个身份，在自己的新家庭中承担“丈夫”或“妻子”的角色。前文案例中的“妈宝男”与“爸宝女”正是因为在婚姻中无法接受自己新的角色，所以遭遇了婚姻危机。他们的内在还停留在孩子的状态。他们只希望索取无限的爱，而拒绝付出爱和承担责任，无法真正离开父母独立生活。

那么“妈宝男”和“爸宝女”们如何才能独立呢?

“解铃还须系铃人”，解开共生关系锁链的钥匙掌握在父母手中，当他们愿意放手时，子女就有可能独立。研究发现，在多数共生关系中，父母的亲密关系存在问题——他们为了补偿自己因伴侣而产生的空虚、失望、怨恨等情绪，将子女视为替代品，以寄托自己的情感。实际上，不愿意让子女摆脱依赖关系的人正是父母。

适度控制父母之爱，切断共生关系，让子女成为独立的个体是每个父亲、母亲的责任。随着子女长大成人，他们应该拥有不同的生活。父母应该从心理上接受这个事实，理解和接受子女自己选择的生活方式，包括择业、择友、择偶等方面。

而在共生关系中长大的孩子，在成家后如果想拥有幸福的生活，则要不断提醒自己：自己不再是个需要照顾的孩子，而是一个有能力照顾他人的成年人。

原生家庭的羁绊

原生家庭给一个人造成的心理创伤往往会在其成年后的方方面面发挥负面影响。让他无意识地复制自己受到的伤害，重复自己所经历过的伤害性行为，让自己和家人都陷入恶性循环。

丈夫是个工作狂

我接待过一位40多岁的男性来访者，他自幼便生活在孤独感中，因为父母忙着做生意，每天都到很晚才回家。在感到孤独寂寞时，他就会蜷缩在门口楼梯间的角落里发呆，而来往的邻居也对他不闻不问。作为家中独子，他也没有兄弟姐妹做伴，所以整个童年，他都被孤独感所包围。

长大后，他有了自己的家庭，娶了妻子，还有了两个可爱的孩子。在家人的陪伴下，他却依旧常常感到孤单。虽然知道妻子很爱自己，子女也很依赖自己，但他仍感到无法融入家庭生活。即使在与家人吃饭、看电视时，他的内在还是会回到儿时的那个楼梯间，感觉自己依旧是那个蜷着身子的孤独的小男孩。

结婚多年，他依然不时地观照和抚摸自己内心的伤口，因此总是与家人保持着疏离感。

通过与其他家庭成员的谈话，我了解到他们实际上都非常渴望有一个更称职的丈夫或父亲。他的妻子因为丈夫终日埋首工作，不关心她，而感到空虚。虽然知道丈夫这样做是为了让全家人过上更好的生活，但她还是对他的做法表示怀疑。才上二年级的儿子在跟爸爸打电话时，最常说的就是："爸爸，今天早点儿回家和我玩吧。"

在他的家庭中，丈夫和爸爸的位置其实是空的。他的妻子自嘲地说，如果每个男人都为了赚钱而无法顾及家人的话，那么大概每个女人都应该找三个丈夫吧——一个赚钱的丈夫、一个听妻子讲话的丈夫和一个能陪孩子玩的丈夫。

这位丈夫之所以将工作视为生活重心而冷落家人，不是因为他不爱妻儿，只是他并不知道自己在家庭中该扮演什么角色。

结婚是两个家庭的结合

当我们抬头仰望夜空时，所见到的星光其实并不是今天的星星发出的光，而是来自遥远的过去。而一个家庭当下的样子，也不是今天才形成的，它源自遥远的过去。家庭关系中的循环模式（recurring pattern）通常是经历数个世代形成的。正因如此，家庭中的问题与冲突往往会由一代人传给下一代人。

在和妻子结婚前，我去拜访过她的父母。在洗手时，我注意到，他们家卫生间里的景象和我家的风格迥异：牙刷整齐地并排放置在架子上，牙膏旁边还放着一个让我觉得非常新奇的挤牙膏器。我和妻子结婚后，她根据自己娘家的样子布置了我们的婚房，就连卫生间都一模一样——摆放得井井有条的牙具和一个我不知道怎么用的挤牙膏器。

但我并不是一个很守规矩的人，挤牙膏的时候我不喜欢用挤牙膏器，只是图省事地抓起牙膏胡乱挤一下。而妻子对此非常不满，总是神经兮兮地斥责我不使用挤牙膏器，为了这种鸡毛蒜皮的小事冲我发火。因此新婚不久，我们就大吵了一架。

新婚不久发生的这场口角虽然只是一个微不足道的插曲，但并非单纯的对错之争，而是夫妻二人各自家庭背景差异所产生的文化冲突。

我们成年后，即使建立了自己的小家庭，内心仍然会尝试回到自己成长的家庭——虽然这个家可能无法给我们安全感、幸福感，但无论如何，它都是我们最熟悉的地方。

匈牙利家庭治疗大师伊凡·纳吉（Ivan Nagy）曾说，新组建的家庭并不是一张白纸——夫妻双方都无法摆脱根深蒂固的原生家庭传统与文化，而且会将这些带到婚姻中，不论好坏、对错，甚至可能在新的家庭中埋下不幸的种子。

无法从家中获得归属感的人

每个人都处于庞大的人际关系网络中，不仅会在家庭中扮演子女、父母或配偶等角色并获得归属感，还会通过融入企业、社区、社会团体等来获得社会地位和自我认同。被所属的组织抛弃，通常会给人留下深刻的心理创伤。这种创伤有时会造成极端表现，如外向的攻击性行为，或内向的自我压抑甚至自我毁灭。

媒体热衷于报道家庭犯罪事件，而这类事件确实屡见不鲜。德国汉诺威犯罪学研究所前所长克里斯蒂安·普法伊费尔（Christian Pfeiffer）曾说，对已婚女性而言，最危险的男性莫过于丈夫。在婚姻关系破裂或者被妻子抛弃后，男性可能会一时冲动，做出犯罪行为。当一个人失去归属感后，他所遭受的心理创伤是极为严重的。

家庭能够给家庭成员提供归属感——如果我们与家人紧密联结，形成良好的依恋关系，那么我们就能从家庭中获得归属感。家庭也是我们幸福的源泉。“我不是独自一个人存在，而是属于我的家庭；我的家人也属于我”——这种感觉会让我们的自我认同感和安全感得到实现，让我们成为更完整的个体。

在德国留学的那段时间，我在租住的小区里结识了一位60多岁的令人敬佩的女士。她是一名医生，也是个单身主义者。她终生未婚，但领养了一个孩子，并将他培养成一名成功人士。我和这位女士聊到过领养这个话题：当时在德国，人们大多倾向于领养韩国小孩，因为当时的韩国对于德国人来说，有着“领养儿童输出国”的称号。这位女士也想领养一个韩国儿童，但是因为种种巧合，最后她领养的孩子是柬埔寨的。据了解，大多数被领养的韩国孩子在长大成人后，会自己回韩国或者在媒体刊登启事，寻找生身父母。

其实，被领养的人寻找将自己遗弃的父母并不是为了找回那份失去的骨肉深情，而是想知道自己是谁、自己的根在哪里、自己原本的“家人”是谁。可以说，这种“认祖归宗”的情结是人类的本能——找到自己原本应该归属的地域、群体对自我认同的发展至关重要。

“家人”“家庭”是具有魔力的词，一个人如果被家人抛弃，被家庭驱逐，他的内心会留下创伤，他的自我认同和自尊都会极度受挫；他会迷失自我，找不到自己的位置，具有极低的自我价值感。自幼被家人抛弃的人，即便步入婚姻，建立自己的家庭，也很可能学不会与家人和睦相处，无法维系良好的亲密关系。低自我价值感会令他和家人保持距离，以自己为中心，不懂得关心别人。

曾经遭受此类创伤的人在工作中或者在其他社会组织中也会显得格格不入。他很难与人达成共识，在面对分歧时，也无法成熟地与人协商，理解对方。他对待自己和他人都会比较苛刻，而且特别敏感，过度在意他人评价，也因此更容易身陷争执与冲突，最终无法承受压力，痛苦不堪。

他很难获得紧密的人际关系，在亲密关系中，往往会因为极强的控制欲和边界感的缺乏而将关系搞砸。如果这样的事再三发生，为了不再让自己受到类似的伤害，他就会开启过激的防御机制，如强迫性行为、成瘾行为、自残或自杀等。

总之，归属感的缺失是很多人格问题的根源，会让一个人变得自私、冷漠、偏执。

想让家庭成为温暖的归宿，提供归属感、安全感和幸福感，就需要每个家庭成员的努力。

一个人如果在儿时体验过孤独，是一个缺乏归属感的人，那么他就更应该为营造一个温暖的家庭而努力，避免让自己当年经历过的创伤再次发生。一个年幼的孩子在令人痛苦的环境中是无能为力的，不能随心所欲地做出选择。但当这个孩子成长为一个独立自主的成年人后，他就应该对自己、对家庭负起责任——要坦然地接受自己的过去与现在，不再否定或逃避，还要看见并理解家人的付出与所承受的压力——这样才可能使自己内在的那个小孩走出孤独的阴霾。

对于缺乏关爱的人来说，关爱他人是一种陌生的体验，实践起来并不是件容易的事。但这样做会帮助自己点亮人生的灯，也能将自己的家照得温暖明亮。

不自觉地对家人造成伤害

多年前，我在银行里遇到过一个让我终生难忘的场面：

正值月末，银行里有很多人在排队，我旁边是一个带着小孩子的年轻母亲，小男孩看起来5岁左右。等了不知道多久，那个孩子开始不耐烦了，缠着妈妈哭闹起来。妈妈站在那里无动于衷。孩子见状愈发吵闹了，拉扯着妈妈撒娇耍赖，甚至用力打妈妈的大腿表示抗议。只见那个妈妈板起脸，狠狠在孩子脸上扇了一巴掌。孩子被妈妈突如其来的责罚吓了一跳，捂着脸颊大哭起来，吸引了人们的目光。妈妈意识到大家的关注，非常窘迫，对孩子下手也更狠了，一个耳光接一个耳光，希望用暴力制止孩子的哭泣。孩子哭得声嘶力竭，我和在场的人都很心疼他。

这个妈妈打孩子的时候不会心疼吗？她会不会原本就是一个经常虐待孩子的坏妈妈呢？我相信她一定很爱自己的孩子，也很在乎他，如果他面临危险，她一定会挺身而出。很多父母也有这种经验——一方面对孩子百般疼爱，另一方面又会在孩子不听话时控制不住地对其重重责打。亲人有时候就是这样一种“相爱相杀”的矛盾结合体。

爱尔兰心理学家托尼·汉弗莱斯（Tony Humphreys），著有《培养孩子的自信心》《“消极”思维的力量》等畅销书，为涉及暴力与虐待的问题家庭做咨询30多年，具有丰富的临床经验。他说，自己从未见过一个人是故意要伤害子女或配偶的——绝大部分伤害都发生在其不自觉的情况下。但不论是否有意，伤害性行为终归会让其家庭陷入危机。

实际上，一个人对其家人颐指气使或随便发脾气，往往也不是故意为之。他并不想伤害自己的家人，他很爱他们，但是他总是会无意识地做出一些伤人的举动，这极有可能是因为他成长过程中所熟悉的模式正是如此——他的父母经常这样“伤害”他。

家庭危机与冲突暴露了家庭的局限性。家庭的局限性在很大程度上是由儿时的成长环境决定的。当我们观察那些陷入危机的家庭时，就会发现，许多人都在不自觉地延续父母的不良生活模式。而问题家庭中的局限性往往也是代代相传的。

在成长的过程中学会适应环境是人类的本能。我们小时候要适应自己的家庭并找到适合自己的位置与角色；长大后，我们在社会群体中，在自己的新家庭中，要适应新的环境，给自己定义新的角色。研究表明，人们在成年后惯于复制自己最熟悉的成长环境，将原生家庭中的很多生活模式带入新组建的家庭。不幸的是，如果一个人生长在不健康的家庭中，那么他长大后也会无意识地复制家中那些不良的模式，比如疏离、虐待等。

人们普遍认为，“虐待”与肢体暴力相关，如殴打、体罚、恶意伤害等。其实，虐待的范畴更为宽泛——还包括精神层面的伤害；虐待的形式有很多。许多父母会不自觉地虐待孩子——有时候，唠叨不休、过度指责等都会构成虐待，因为这样会严重挫伤孩子的自尊心；另外，过度保护或过度溺爱如果导致孩子失去独立人格，那么也可以被定义为虐待。

很多家长在虐待孩子后，往往知道自己这么做不对，为自己的举动懊悔不已，但过一段时间还会做出类似的事情。究其原因，这些父母在成长过程中多半也有过被父母虐待的经历，而长大后，在自己教养孩子时也会不自觉地模仿当年自己父母的教养方式——自己明明对这种方式不满，却无法抗拒重复它的惯性。

重复父母的不幸

有一个男人自幼父母离异，遭到遗弃，成为孤儿，在极端恶劣的环境下艰难长大。成年后，他在网络聊天室遇到了一名很聊得来的女性，与她确立了恋爱关系。他非常渴望一个温暖的家，因此对女友说："我的父母离婚后抛弃了我，让我的童年饱受痛苦，正因如此，我绝对不会重蹈覆辙，绝对不会抛弃我的家人。"男人的真诚与决心打动了女友，她不顾家人的劝阻，和男人结婚并生下了一个男孩。

然而婚后没多久，男人就性情大变，开始酗酒，每天都要喝得酩酊大醉才回家，而且回家后还会责骂妻儿，甚至对他们大打出手。见他们不反抗，他变本加厉地虐待他们，还用烟蒂在妻子身上烫出了很多伤疤。而他的妻子只能默默忍受，当初她因为不顾家人的反对而嫁给他，已经和娘家人闹僵了。

妻子历经艰难，被折磨了15个年头，终于结束了这段婚姻，却在获得自由后仅6个月就因癌症去世了。她因为听信了丈夫的誓言，让自己一生承受痛苦。而他们的儿子认为父亲是个怪物，在妈妈去世后拒绝与父亲一起生活，去投靠了外祖父。

这个在孤独中长大的男人，与自己的愿望背道而驰，如自己的父母一样让家庭支离破碎，再现了父母的悲剧。而他也再度回到孤独的状态中。妻子死了，儿子也离他而去，最终只剩他一个人与寂寞为伴——他又成了那个被抛弃的孤独的小孩。

人们在成年后往往会不自觉地让成长过程中熟悉的经验不断再现——无论它们带给他的体验是好的还是坏的。在不好的家庭环境中长大的孩子虽然不认同父母的很多做法，但还是会在潜意识中承袭他们的思维模式、行为模式。紧张的、不健康的家庭关系会给每个家庭成员，特别是孩子造成压力。而持续的不安和压力会成为伴随孩子终身的慢性病，让他觉得只有当身心处于负面状态时才能真正自洽。

类似地，当我们等着鞭子落下时，心里会非常恐惧，惴惴不安，但当鞭子真的落到皮肉上并令我们感觉到疼痛的时候，我们的心里反倒释然了。童年缺失归属感和安全感的人即便有了新的家庭，也会在感到幸福的同时产生强烈的不安意识，因为时刻担心不幸会再次降临而备感煎熬。因此，他们会不自觉地破坏现有的幸福，去实现自己对不幸与痛苦的预感。尽管他们努力想摆脱旧有的扭曲的家庭关系，却在行为上无意识地重复着会招致不幸的模式，最终还是回到了那个不幸的原点。不管他们看起来多么温文尔雅，不管他们的学识多么渊博，他们依然难以逃避家族代代相传的枷锁，在自己没有觉察的情况下重复原生家庭的不幸。

怎样做才能避免让上一代的家庭悲剧重演呢？

莫瑞·鲍文认为，当事人必须客观地检视自己的原生家庭，审视自己在婚姻中是否重现了儿时父母的行为或生活，例如，生气时彼此冷战、情绪爆发、恶语相向、冷嘲热讽、威胁恐吓等。

回到那个曾经给心灵留下创伤的童年，正视心中那个孩子所经历的恐惧、羞耻、愤怒与无助等——这个过程能够帮助人们觉察自己无意识再现的童年时习以为常的行为模式及其对配偶、子女造成的伤害。只有这样，人们才有可能下定决心阻断那样的经验。

延续过去痛苦的强迫症

“人们为何会反复再现童年的痛苦？”是精神分析的一个核心问题。弗洛伊德治疗过许多饱受精神痛苦折磨的患者，他们总是无法自控地不断重复着自我毁灭性的关系或行为。弗洛伊德认为，重现破坏性行为的强迫症是人类的通病。那些受到童年经验影响的人更容易开启童年负面模式的循环。咨询师经常会遇到这类复杂的个案。那么他们为什么要反复再现痛苦，为什么不能摆脱痛苦模式，开启美好人生呢?

有一个已婚女性前来做咨询。她的问题是，自己每当和丈夫激烈争吵时，都会控制不住地伤害对方，比如主动挥拳打丈夫的脸。不仅如此，她为了解气还会打碎玻璃杯用来刺伤丈夫。尽管她知道这样做不对，但还是不肯收手，因为无法忍受丈夫既无能又不诚实。她觉得一切过错都在丈夫，而自己是个受害者。

通过交谈，我了解到，她儿时经常被父亲家暴。她的父亲结过4次婚，每一任妻子都因无法忍受他的暴力殴打而逃跑了。而通过回溯，我们发现，她父亲儿时也有家暴方面的创伤——他的父亲，也就是女人的爷爷经常殴打自己的妻子，女人的奶奶因无法忍受家暴而自杀了。她的爷爷总是说："妻子就是要揍，子女就是该打。"而她的父亲也潜移默化地承袭了暴力至上的家规，并将之运用到自己的妻子和孩子身上，从小时候的受害者变成了如今的施暴者。

我的案主承袭了父亲的不幸。存在于其家族史中的家暴行为代代相传，形成了一种不幸的循环模式。这也导致她在对丈夫发泄怒气时，会不假思索地采用暴力手段。她的怒气背后，不仅是对丈夫的不满，更是对爷爷和爸爸的不满。

将儿时家庭中不幸的关系模式延续到成年后的家庭中会给自己和家人带来巨大的痛苦。认知行为疗法之父亚伦·贝克（Aaron Beck）将这种循环模式称为“图式”（schema）。图式形成于人们的生活，是每个人用来认识和理解自身及世界的框架。由于每个人的成长环境、经历都不相同，所以图式也会很不一样。每个人都离不开图式，而负面的图式很可能是严重心理问题的根源。

弗洛伊德提出，“童年的不幸必将导致不幸福的人生”。他发现，人类会不自觉地重复童年的痛苦模式，并对此产生了疑问：“为何人们会一再重复自我伤害的行为、有问题的相处模式和痛苦的家庭关系呢？”他对此进行了深入研究，并将这种对于童年痛苦经验的不断重复命名为“强迫性重复”。该议题也是弗洛伊德经典精神分析理论研究的核心之一。他指出，对自己做出强迫性伤害行为是人类所共有的一种倾向，而强迫性重复会让个体在潜意识中不断重复童年的不幸经验。

美国曾开展过一项调查，其结果显示：酗酒者的子女比其他人成为酗酒者的概率高4倍。另一项研究结果指出，父母中若有一方酗酒，其子女酗酒的可能性高于70%。尽管有人推测酗酒行为具有遗传性，然而一项针对非亲生子女的调查表明“酗酒者领养的孩子，比其他人酗酒的概率更高”——显然，酗酒不只是简单的遗传问题。

与酒瘾一样，家庭暴力也是个代际传承的家族问题。在家庭暴力下成长的子女，更有可能成为新家庭中的施暴者，或者选择有暴力倾向的人当伴侣。

韩国独立电影《绿头苍蝇》（又译名《窒息暴戾》）正是凭借“家庭暴力”这个热门题材成为票房冠军的，还在第七届亚太影展、2009年鹿特丹国际影展及很多电影节上获得奖项。

影片主角叙勋是个收债的小混混，性格乖张暴戾，把打架斗殴当成家常便饭。小时候的叙勋生长在一个充满暴力的家庭中，他的父亲总是对他和母亲拳打脚踢。后来当服刑多年的父亲出狱后，叙勋爆发出了积蓄多年的愤怒，对父亲大打出手。似乎是因为血缘的牵连，叙勋无法停止可怕的暴力行为和不幸的生活循环。

影片所讨论的家庭暴力对人一生的羁绊正是家庭心理治疗的一个重要课题。

儿时遭受暴力行为的过度控制与压迫的人，成年后在遇到压力事件或类似的控制性行为时，则有可能变得虚弱无力。如果一个女性在年幼时受到近亲的性侵，那么她长大后很可能无法与男性建立亲密关系，甚至可能会出现性滥交或性冷淡两种极端状况。无法治愈的童年创伤将引领人们飞蛾扑火般不断重复自己的痛苦，走向毁灭。

那么，人们为什么要重复痛苦的经验呢？心理学家找到了原因——其实，这也是为克服不幸、疗愈伤痛而做的努力。

家庭心理自助：正视童年创伤

想要治疗创伤，前提是要正视它，而关键在于家人的关怀与抚慰。

正视创伤是一个痛苦的过程，不过家人的温暖关怀与支持能够赋予我们抵御痛苦的力量。

很多人在童年期都或多或少地经历过一些创伤性事件，而他们的内心深处往往住着个受伤的小孩。如果渴望幸福生活，就要去正视这个小孩，正视自己的脆弱、伤痛与愤怒，察觉内在自我的情感需求并认同和接纳它。

如何摆脱孤独魔咒

著名的心理学家、精神分析专家弗洛姆出版过很多全球畅销的心理学图书，其中《爱的艺术》被翻译成30多种语言，销售册数达数百万本，同样被人们追捧的还有《逃避自由》《占有还是生存》等。他将心理咨询定义为“了解自己的过程”。也就是说，接受咨询的行为本身并非精神治疗，而是一种了解自己、摆脱不幸模式的途径。

弗洛姆所说的“了解自己”，是指洞察和理解自己的内在脆弱——只有了解自己的脆弱，才可能客观地对待它。因此，我们首先要了解自己为何会感到孤单，为何会压抑自己，为何会感到不安。

在明白了内心深处的孤单源自何处后，人们也并不一定会摆脱孤独感。这种孤独感或对失去深爱之人的恐惧感就影子一样，从小就一直跟在人们身边，成为生命中不可分割的一部分，成为一种习惯并无意识地自我复制。但无论如何，了解自己的脆弱，一定会带来改变——让一个人在身陷孤独感而无法自拔时，至少能够站在客观的角度上去处理自己的情感，而不是在绝望和无助中坐以待毙。

如果你想摆脱孤独魔咒，就需要练习每天与自己对话，勇敢面对自己的孤独感。发现自己被孤独包围时，你可以这样对自己说："这种感觉并不是别人造成的，而是来自我的内在。"你也可以这样说："我又不自觉地在重复旧有家庭关系模式了。"通过这样的对话，你就可以渐渐控制住突然冒出来的负面情绪，不让它彻底爆发。

所谓治愈并不意味着彻底抹去过去的创伤，而且伤痛留下的痕迹不可能消失得一干二净。但是，通过治疗，我们能够让曾经的创伤不再发作并影响我们当下的情绪。

很多来做咨询的人都会问："接受咨询之后，我为何仍能感觉到内心的伤痛呢？"他们似乎认为咨询并没有使情况得到改善。其实长久以来的童年创伤不可能凭几次咨询就得到根本消除。咨询师所能做的主要是帮助人们主动去觉察内在脆弱，并通过与内在自我的持续性对话来减轻创伤引发的痛苦。

与内在小孩对话

我们想要治疗自己一再重复不幸模式的症状，就需要持续觉察自身的行为模式——一旦发现某种不幸的模式，就要与自己对话，说服自己停止重复这种导致不幸的行为。

我曾接待过一位30多岁的女性来访者，她是个白领。她是家中的长女，自幼生长在父母不睦的家庭中。为了不让一家人分开，她一直扮演着调解者的角色，夹在父母之间，察言观色，小心翼翼地生活。她会在母亲厌倦婚姻、感到痛苦时劝慰她，还会在父亲生气时通过撒娇来打破僵局。

成年后，她的人生并不顺遂，一直没有遇到合适的结婚对象。准确地说，不是没有遇到，而是遇到后都错过了——她一旦遇到条件还不错的男性，还没有交往或只交往了很短的时间，就会产生“把他介绍给别人比让他当自己的伴侣更合适”的想法。但过后她又常常感到后悔。她为自己的遭遇伤心落泪，还自嘲为“临时停车场”。导致她情路不顺的一个主要原因就在于她对婚姻的不信任——而这是她在童年时期担任父母关系调解者时产生的。解决她的问题的方法并不难，那就是朝着自己大喊：“够了！该停下了！”

我告诉她：“要是担心自己的婚姻会和父母一

样不幸福，就和自己对话。”

她问：“该怎么做呢？”

我说：“产生负面想法时，就对自己说‘够了，停下来’。”

她问：“这样就能解决问题吗？”

我说：“害怕自己会像父母一样陷入不幸的婚姻关系是很正常的，但你必须说服自己，不要被自己的担心所束缚，而不去追求自己的幸福。”

根据我的建议，她每天都会和自己进行对话，说服自己。在咨询初期，对话次数每天有数十次，这意味着她常常感到不安。随着咨询次数的增加，她和自己对话所需的时间越来越短，频率也从一天数十次，变成一天只有几次——接下来，会变成几天只有一次。终有一天，她会放下那些负面的想法，不再充当“临时停车场”。

童年经历过创伤的灵魂该怎样打破人生不幸的循环呢？不幸遭遇的重复上演源于潜意识中长期以来固定下来的特定负面模式，它牢牢地植根于我们的内心深处，让我们如上瘾般难以戒除。想要解决这个问题，第一步就是勇敢地正视招致不幸的那种模式，正视童年创伤，然后了解自己的那个内在小孩，进而对自己产生认同感。

德国心理学家马茨（Maaz）指出，童年遭遇心理创伤的人更有可能遇到无能又不可靠的伴侣。比如上述案例中的案主，在遇到外形条件、经济条件、人品俱佳的异性时，她心底的创痛便会被触发，促使她逃避。大多数女性眼中的理想伴侣在这个女士的眼中却是痛苦的导火索——越接近亲密关系和婚姻，她就越感到恐惧。然而逃避终归不是长久之计，想要摆脱不幸和伤痛，还是应该正视自己的内心。只有这样，她才会发现别的男人不会和自己的父亲一样，而自己的婚姻也不会与母亲的一样。

我们很多人的内在都存在着一个长期承受痛苦的受伤的小孩。通过探索自己的童年、连接小时候的自己，我们才能发现内在小孩并试着和他对话。我们的内在小孩一直承受着过去创伤的压迫，而我们能通过对话帮他们走出过去的阴霾，从而获得健康的内在自我。

和内在小孩对话的目的在于觉察并认同自己的内心情感与欲求。一种有效的对话方法就是“写作”。我们在头脑中与内在小孩对话时往往很难彻底划分彼此的界线，但在通过文字进行对话时，便能够将两者截然分开了。在写作的过程中，我们可以由作为成年人的“我”提出问题，再由内在受伤的小孩做出回答；也可以让内在小孩提出自己所欠缺的东西，再由“我”进行解答。通过这个一问一答的过程，作为大人的“我”能为小时候的“我”带来安慰，进而更能去认同那时遗留下来的未被满足的愿望与情感需求。

我们没办法回到过去，让那时的自己免受伤痛，但很多人还是会徒劳无功地试图弥补记忆中的创伤，而致使现实的人生重蹈覆辙。实际上，无论是想要逃避还是想要挽回，我们首先要做的都是学会坦然接纳小时候那个受伤的自己，认同自己原本的样子。

如果你不想再在原地打转，想要摆脱目前的困境，就从与自己内在小孩的对话开始吧。

战胜创伤的丑小鸭

童年生活坎坷不幸的人，确实有可能被一直困在痛苦之中无法解脱，但也有可能接纳和放下童年的不幸，努力地活出自己的风采。著名作家安徒生便是一个很好的例证。

安徒生1805年出生在丹麦一个贫寒的鞋匠之家，他的母亲是个女仆，他的外婆成日酗酒。在他11岁的时候，父亲去世了，母亲很快改嫁他人。童年生活在年幼的安徒生心里留下了苦难的阴影，造成他极度敏感且自卑的性格。年幼的他就像《丑小鸭》中的主人公一样，常常自惭形秽。

然而，安徒生并没有自暴自弃，他被文字的世界所吸引，对写作非常着迷，并在这个过程中接触了文学带来的崭新天地，大开眼界。在写作时，他可以随心所欲地与自己的内心交流，并且在创作的喜悦中学会了如何面对过去的自己。

在创作文学作品的同时，安徒生勇敢地面对自己苦难的童年，将那些不幸的经历转化为源源不断的灵感和宝贵的资源。从他的诸多童话中，我们可以看到同时存在着不幸与幸福的两个世界。如果他没有打开写作的大门，很可能就无法走出童年的悲惨经历，而我们也就读不到他那些美丽动人的传世佳作了。

安徒生的代表作《丑小鸭》可以说是他的自传故事——尽管饱受排挤与鄙夷，但仍能够摆脱童年不幸的束缚，为了心中的理想振翅飞翔，绝不放弃。安徒生并未试图抹去不幸的经历，他承认自己的自卑，终身未婚，也接受了过去的不幸，在自己认定的道路上不断努力。正因如此，才会有“丑小鸭变天鹅”这样经典的充满正能量的故事流传至今。

安徒生并没有逃避童年时心中留下的伤疤，没有沉沦于此，停滞不前，也并不想抹去痛苦的记忆。他选择了从正面视角积极地看待那些不幸，把它们当作通往幸福的旅程。正是由于他采用了不同的观点来看待自身的创伤与不幸，所以才有了《卖火柴的小女孩》《丑小鸭》等意蕴深远的童话——在他的故事中我们总能透过悲伤感受到一股温暖的力量。安徒生为自己的不幸赋予正面意义，也就是创伤治疗中常说的转变思维定式（paradigm），这种做法是很有必要的。

“大便年糕”的智慧

“大便年糕”是韩国的旧时风俗。我们从中也可以看到，在科学与心理学尚不发达的过去，人们应对心理创伤的智慧。

大便年糕是在小孩子掉进“粪坑”后，父母专门为其制作的年糕。在19世纪，韩国的家庭中还没有坐便器，人们上厕所都要去室外的旱厕（粪坑），而个头小的孩子上厕所时如果不小心就会掉进粪坑中。因此，儿童溺毙于粪坑中的事件屡有发生。而掉入粪坑获救的孩子往往会产生极大的恐惧感，与之相伴的还有羞愧、不安以及对恶臭的厌恶等。于是，这个孩子以后每次去上厕所都极度不情愿，甚至恐惧，但又不得不带着脑海中关于掉进粪坑的恐怖、恶心的记忆去上厕所——他的心理创伤在不断的重复中越来越严重。

聪明的父母们了解孩子的心情，所以他们遇到这种情况便会赶忙做些年糕给孩子，用来祭拜不洁的“鬼神”，祈求他们平息怒火。孩子需要拿着年糕走访附近的邻居，一边走一边反复大喊“大便年糕”，并将年糕分给邻居们。而邻居们拿到这意外的馈赠后都会对孩子说一些安抚的话语，例如“你一定吓坏了吧”，再摸摸孩子的头以示安慰。在这个过程中，孩子得到了邻居们的关心和鼓励，便能够轻松看待掉进粪坑这件事，进而克服了不好的经历所带来的心理问题。“大便年糕”帮助孩子自然而然地做到了心理治疗中所说的“正视”——不是忽视或者假装遗忘创伤经历，而是坦然地去面对它。事实证明，大便年糕在治愈孩子掉进粪坑后产生不安、羞愧与恐惧的创伤方面，是一种相当有效的机制。

制作大便年糕并不需要用什么特别的食材，也不需要做出什么特别的形状——只要及时，就能抚平伤痕。意外发生后，长辈会赶在孩子的创伤加剧之前制作出大便年糕，帮助孩子接受自己的经历，安抚其受到惊吓的心灵。于是，孩子又敢一个人上厕所了。

包扎内心的伤口

治愈创伤非常困难，但并非没有可能。日本喜剧影片《绷带俱乐部》讲述的就是一个治愈自己心灵创伤的故事。

影片中的女主角高中生笑美子承受着父母离异、家境窘迫等一系列不幸在心灵上留下的道道伤痕。在机缘巧合之下，她遇到了一个叫迪诺的少年，并用他的“绷带疗法”治愈了自己的创伤。然后她用这种方法帮助身边的人，还和朋友们一起建立了“绷带俱乐部”网站，帮助更多人治疗心灵的伤口。

如果有心灵受伤的人登录网站，委托他们帮忙疗伤，绷带俱乐部的成员就会马上赶到发生创伤事件的地点，仪式化地在那里缠上绷带，并将这个过程拍摄下来，然后将视频发给当事人——治疗工作到此结束。

他们的一位委托人因误将足球射入己方球门而无法原谅自己。为了治疗他的创伤，俱乐部成员跑到足球场给进球的那个球门和足球缠上了绷带。为了帮一个女学生走出失恋的阴霾，成员们也给她与男友分手的秋千缠上了绷带。

“绷带疗法”的操作非常简单、直接，就是在产生创伤的地方缠上绷带。缠绷带原本是治疗肉体伤口的方法，但有时候也是治疗心理创伤的手段。

为了解决创伤，我们必须先找到受伤的那个地方，再在上面缠上绷带。在“绷带疗法”中，关键就在于找到影片中的球门或秋千那样的伤痛发源地。

在心理治疗实践中，“绷带”的形式有很多。家庭治疗先驱维吉尼亚·萨提亚（Virginia Satir）在替遭受过心理创伤的来访者及其家人做咨询时，使用的“绷带”是“肢体接触”。萨提亚在与来访者进行谈话治疗以帮助他们重建家庭关系时所使用的技术除了话语还有肢体接触。例如，一对来做咨询的夫妻因长子性格敏感、挑剔，还经常无缘无故欺负弟弟妹妹而饱受困扰。萨提亚建议他们连续3个星期陪这个孩子玩耍并且帮他按摩。令人惊讶的是，3周后，这个孩子变得温顺了许多，而且能够和弟弟妹妹和平相处了。还有一对夫妻因关系陷入僵局前来咨询，萨提亚要求他们每天相互按摩手脚20分钟并牵着手对视5分钟，过了几天，他们的关系得到了缓和。肢体接触是一种身心交流，能够帮助我们疏通内心的纠缠和阻塞，亦能化解那些烙印于内心的创伤记忆，从而带来惊人的疗愈效果。

治疗心理创伤不是一件容易的事，往往需要求助于心理医生或咨询师。美国前总统克林顿因“拉链门”事件而陷入严重的婚姻危机。夫妻二人因此接受了专业的婚姻治疗，最终度过危机，维系了婚姻。尽管有人认为希拉里选择不离婚是出于她竞选总统的政治野心，但是不得不说，他们夫妻二人能够重归于好也有心理治疗的功劳。

生活中，当我们遇到困难不知该如何处理时，往往需要向专家求助。比如汽车出了故障就要送到修理厂，身体生病了就要去医院找医生……但是心理出现问题时，很多人都倾向于自己解决。一辆汽车由数千种零件组成，非常复杂精密，然而它远没有人体复杂；而人体的构造不论多么复杂也比不上我们的心理。

人类的情绪、思维和情感活动很难被准确测量。因此，如果我们感觉到情绪、精神不适，而自己很难调节，就应及时去找心理专家进行咨询。

第二部分　相爱而相互伤害的家人

我们出生时便拥有善良、聪明、坚强的特质。但是因为儿时的教养方式或父母所传达的扭曲信息，我们丧失了那些特质。

——贝弗莉・恩格尔

家庭中的防御

人们通常认为家庭是一个避风港，但实际上创伤多来自家庭而非外界。因此，家庭心理学受到了越来越多的重视。

我们在公共场所遇到的一个惹我们生气的陌生人与我们再次相遇的概率极低；但如果惹我们生气的这个人换成了我们的家人，那我们不得不每天面对他，而我们受到的伤害也会在每日的争吵中不断升级。为了保护自己，我们不得不开启防御机制。

幻想防御

太平洋战争中，西德尼·斯图亚特（Sidney Stewart）作为战俘，被敌军囚禁于菲律宾的一片丛林中。后来他进行了回忆——那些经历可以说完全不符合人们的传统认知。在当时那种极度恶劣的环境下，最先死去的俘虏是一些肌肉发达、身体强壮的运动员。这有些出人意料，毕竟强健的体魄在对抗恶劣环境时应该更有优势和耐久性。但事实并非如此，这些运动员在离开原本规律、舒适的生活后适应性最差——为了保证每天进行大量练习，运动员必须坚持良好的作息规律并且需要搭配合理的饮食，久而久之，他们的身体也习惯于此。而存活时间最久的俘虏大多是那些尽管体质较差但想象力丰富的人，比如诗人、艺术家等——通过幻想调节自己的内在，应对现实环境的煎熬。

在很多情况下，幻想可以让人暂时摆脱痛苦状态，是一种产生内部正能量的工具。当人们不得不面对令自己苦痛、不安、紧张、恐惧、厌烦的现实时，幻想可以成为化解负面情绪的方法——幻想可以说是人们自己就可以制造的麻醉剂，但它不需要以药物为载体。

《幻想联结》的作者，美国心理学家罗伯特·费尔斯通（Robert Firestone）提出了一种叫作“爱的幻想”的防御机制。他认为，无法从父母那里获得爱的孩子，能创造出童话般的爱的幻想，从而自我安慰。这样的孩子尽管缺乏父母温暖的爱与关心，仍能深深爱着自己；而且不管父母对自己多么漠不关心、冷淡无情，他们仍能与父母保持潜在的爱的联结——幻想能够创造出本不存在于关系中的爱。

家庭治疗师约翰·布拉德肖指出，孩子通过使用爱的幻想这个防御机制，能够将自己的父母理想化。在这种情况下，孩子若是遭到父母拒绝、抛弃或过度控制，他们就会将问题归咎于自己，认为“这都是因为我是个坏孩子”，并进一步美化父母。因为接受“父母不爱我”这个事实，远比认为“我是不值得被爱的”更令人痛苦。

尽管幻想防御机制能够起到一定的自我保护作用，但是当其强大到一定程度时，就会引发一些严重的现实问题。通过幻想，孩子可能将虐待自己的父亲和无法保护子女的无力的母亲视为好的父母。不论这样是否能够让孩子战胜当下精神上的折磨，都会令他在潜意识中认同并内化父母的教养方式与婚姻模式。而这将导致这个孩子长大后，在自己的婚姻和家庭生活中无意识地重现父母的行为模式。

来访者朴先生的妻子总是抱怨："他一点儿也不关心我和孩子，永远活在自己的世界里。"但他觉得很冤枉，因为他很爱妻子，自认为对她和孩子都很好。朴先生说，他小时候和母亲的关系非常亲密——在几个兄弟姐妹中，母亲最疼爱他。因为父亲过世得早，母亲"既当爹，又当娘"，担起了养家的重任。尽管母亲每天忙得焦头烂额、筋疲力尽，但她对儿时的朴先生关爱有加。

我要求他具体描述自己小时候和母亲的亲密关系。但他眨了半天眼睛也说不出来。迟疑了许久，朴先生回答道："虽然妈妈没有直接表达过对我的爱，但我知道她很爱我。"

我怀疑朴先生开启了"爱的幻想"防御机制，于是努力引导他进一步做出表达。

他接着说："妈妈之所以没有表现出对我的爱，是因为她不想让别的兄弟姐妹发现。我理解她的做法。"

我又向他询问目前的生活状况："你是怎么向妻子和孩子表达关爱的呢？"

朴先生回答道："不用表达他们也知道呀。无论婚前还是婚后，我都是这样的。我很爱我的妻子，也很信任她。我们深爱着彼此。对于这一点，我们是心照不宣的。非要把这种爱表达出来，难道不奇怪吗？”

在心理治疗中，尽管幻想是一种能够使人们暂时遗忘痛苦的机制，但过度地运用可能会导致精神分裂症。人们有时会在现实与幻想之间穿梭，如果能清楚地将两者区分开来，就能让幻想成为对抗现实痛苦的良药；但如果一直躲在幻想中，逃避现实甚至拒绝现实，就很可能发展为精神分裂症。

案例中的朴先生从不对妻子和孩子表达爱意，如说一些暖心话、拥抱、亲吻，以及参加家庭活动等，这就是因为他无法放下自己的幻想防御。

家庭催眠

精神分裂症的主要表现有拒绝现实、持续性地沉溺于幻想之中。家庭治疗大师莫瑞·鲍文认为，容易引发精神分裂症的家庭特征是“家庭自我未分化”（undifferentiated family ego），即家庭成员彼此之间无法将各自的自我分离开来，情感相互纠缠，在爱憎交织的关系中互相束缚，难解难分。如果一个人处于家庭自我未分化的状态中，他就无法准确掌握现实状况，继而会陷入“家庭催眠”（family trance）的状态——即使父母提出不合理的要求或做出错误决定，他也会顺从地接受，就像被催眠了一样。因为他无法将自己与家人相区分，所以即便父母的要求与他自己的相悖，也会被他当作自己想要的目标；此外，他还会将家庭中错误的沟通模式视为正确模式。

李小姐很焦急地来找我咨询。她30岁出头，她的丈夫在家中排行第二，上面有一个哥哥，下面有一个弟弟，他和兄弟之间的感情很深。李小姐婚后一直和丈夫、婆婆住在一起，后来还有了孩子。然而在丈夫的大哥因公司破产、离异而无家可归后，李小姐的生活出现了危机。

李小姐家只有两个房间。一直以来都是夫妻二人住主卧室，婆婆和孩子住次卧室。丈夫的哥哥遭遇困难后只能暂时与他们同住，李小姐也在努力接受。但是对于丈夫坚持要让大哥和他们一起住主卧室的决定，李小姐感到惊慌失措，难以接受。她认为，主卧室是夫妻二人的私密空间，即使是丈夫的兄弟也不应该住进来。李小姐尝试说服丈夫，让孩子和他们夫妻一起睡，让大伯和婆婆住次卧室，丈夫却不以为然："大哥是我们家的顶梁柱，怎么能让他住次卧室呢？他当然得住主卧室啦！"

李小姐看到没办法和丈夫沟通这件事，只得将就了一夜，让大伯住进他们的卧室。第二天一早，李小姐向婆婆诉苦，但是婆婆只是沉默不语。

"我们又不是原始人，怎么能允许大伯与弟妹在一个屋里睡觉呢？而且大伯居然就那样大摇大摆地走进主卧室睡觉，真让人无法忍受！婆婆的默许也让人生气。"李小姐一边说，一边红了眼眶。

李小姐的丈夫与其家人的情况就属于典型的"家庭自我未分化"——他家一直遵从"长兄如父"的家规，家庭中的每个成员都被这一规则催眠了。所以，尽管李小姐的丈夫也觉得让妻子和哥哥睡在同一间房里有些不自在，但还是觉得这是最正确的选择。只有李小姐这个"局外人"才能看出不对。

幻想发挥治疗效果的前提是，个体能随时、随意地回到现实中来。从幻想中回到现实的前提则是，个体必须能够客观地看待自己的家人，清晰地知道家庭中存在着某些令人无法面对的真相，而这些令人无法面对的真相又被称作“盲点”（blind spot）。

盲点原指眼球后部的一个凹陷点，由于此处没有视觉细胞，故落在此点上的物体影像不能引起视觉；又用来比喻认识不到的地方。而每个家庭中通常都存在着一些被家庭成员视而不见的盲点。

小时候，父母通过自己的言行潜移默化地影响着我们，这种影响就像催眠，让我们无意识地接受并内化他们的信念与价值观，将他们制定的条规视为理所应当。例如，“你真不是读书的料”“你哪里都比不上姐姐”“你必须按时回家”，等等。我们就是听着这些训话长大成人的。一旦被催眠，这些观点就难以动摇了。有时，父母与子女之间、夫妻之间的互动会不断强化这种催眠状态，使观点更加稳固。只有将自己从家庭中抽离，人们才有可能逐渐摆脱催眠的魔力。

想要从家庭催眠中解脱出来，就需要敞开自己的内心，保持开放的姿态。容易产生催眠的家庭往往是封闭的，并且有着非常僵化的模式，固守着“不能做这个”“必须那样做”的严规。这样的家庭尽管看起来一团和气，但实际上会让每个成员都感到被束缚、紧张、不安，甚至窒息。这种家庭内部存在着某种禁忌——每个家庭成员都隐约能感觉到它的存在，却无法轻易将它说出来，也无法违背它。

相对地，在开放的家庭内，无论大事还是小事都具有弹性，每个家庭成员都能够根据情况自由地做出选择，并因为能够分清理智与情感而客观地看待家庭的现实状况。开放的家庭的一个关键因素是平起平坐的夫妻关系——夫妻二人能够包容彼此的差异，尊重彼此的选择与决定。在健康的夫妻关系中，不会事事都由其中一个人主导。在开放的家庭环境中长大的孩子，会有一种稳定的安全感，因此不需要用幻想防御机制麻痹自己。

原始防御机制及成瘾防御机制

童年的经验，例如与父母的相处模式、家庭氛围等，会影响我们的一生，在人生的道路上指引着我们——不管这些经验是正面的还是负面的。因为那些伴随我们成长的情感和行为模式已经被我们固化了。

年幼时遭受的创伤或体验到的内心的匮乏感，会带给人们负面的影响，甚至会导致认知及情绪调节能力受损。人们为了保护自己不再被触痛，会在潜意识中欺骗自己，错误地解读给自己造成压力的情境——这种心理及行为就属于防御机制。常见的防御机制可以分为“原始防御机制”和“成瘾防御机制”。

原始防御机制

“原始防御机制”包括压抑、否定、反向形成、合理化、退行、转移、升华、内摄等。

1. 压抑

“压抑”防御机制是指，在潜意识中压抑伤心、难过等负面情绪以及某些难以被满足的欲望。过度压抑会使人暂时遗忘令自己感到痛苦的事件，例如参加令人尴尬的聚会。

2. 否定

“否定”防御机制是指，通过欺骗自己，而使自己不必承认痛苦的现实，例如深爱的人离世、被所爱之人背叛等。这种防御机制会让人对某个难以接受的现实说“这绝对不可能！”，因为他只相信自己认知中的“现实”。

3. 反向形成

“反向形成”防御机制是指，个体表现出的态度、行为等与自己的情感相反，口是心非。例如明明喜欢对方，却对其口出恶言，百般刁难。

4. 合理化

“合理化”是防御机制中最常见的一种，是指为了让自己不再对现实感到失望，而为自己负面的行为或想法找借口，使其正当化。《伊索寓言》中那只狐狸吃不到葡萄却说“那葡萄肯定是酸的”，这就是一种合理化防御。

5. 退行

“退行”防御机制是指，个体在面对巨大压力或陷入困境时，采取儿童的行为模式来应对，以降低自己的焦虑。例如，一个人在受到责备时会冒失地顶撞对方，或者郁郁寡欢地自己躲起来；只要恋人没有满足自己的愿望，就认为对方不爱自己了；一旦遭遇失败就认为自己一无是处；等等——这些做法都是走极端和“孩子气”的表现。

6. 转移

“转移”也是一种很常见的防御机制，即在被某人引发负面情绪后，没办法直接对其做出反击，而将情绪发泄到别的毫不相干的人身上。很多人可能都使用过这种防御机制，将怒气发泄到一个毫不相干的弱者身上。例如，与配偶吵架后，借着对子女大呼小叫来消气；在公司被领导批评或承受了太大的压力，回家后冲家人发火；等等。

7. 升华

“升华”是一种较为成熟的防御机制，即因无法承受来自社会的压力及自身的暴力冲动、性冲动等，而将之转移到其他对象身上或用别的方法表达出来。这种防御机制可以使个体有效转化自己的攻击倾向，专注于积极的方面并取得成就。弗洛伊德指出，正是“升华”这个机制，使一切艺术与文学成为可能。他认为，达·芬奇的杰作《蒙娜丽莎》就体现了对同性之爱冲动的艺术升华。

8. 内摄

“内摄”防御机制是指，因为知道向他人发泄负面情绪是不合理且充满风险的，所以将矛头转向内部，对自我进行攻击，做出自我毁灭性行为。采用这种防御机制的人往往会虚度人生，找不到生活的意义，甚至会轻易结束自己的一生。

成瘾防御机制

著名心理创伤治疗大师巴塞尔·范德考克（Bessel van der Kolk）认为，成瘾行为是人们为解决内心创伤而采取的一种“自我治疗”。但其非但不能缓解伤痛，反而会加重个体及其家人的痛苦，让负面情绪和伤痛不断加剧。

成瘾防御机制能够让人被重复性的快感所麻痹，忘记自己的情感创伤。其中较为典型的是“性成瘾”，就是指为了解决负面情绪、逃避压力而过度执着于性行为，并且将性行为与自我奖惩直接挂钩。性成瘾的基础是性幻想——性成瘾者往往通过幻想来满足自己的欲求或进行自我安慰，甚至在现实的性行为中仍会不断在脑海中进行幻想，以消除自己的情感创伤。性成瘾者想遗忘的伤痛通常源于家庭——曾经发生过一些太过痛苦的、令其恐惧的事件，可能和虐待有关。

心理学家爱丽丝·米勒说，如果我们要真正摆脱创伤，就必须认清自己为了回避痛苦而采取的诸多防御机制。

防御机制可以阻止我们回想起痛苦的过去，但不能化解和治愈创伤。想要治愈创伤，我们要做的是让那些被防御机制所压抑的悲伤、绝望、愤怒、恐惧、羞耻等内在负面情感自然地流露出来。

很多童年不幸的人总处于一种在沙漠中苦苦寻找水源的状态，却因找不到而焦虑迷惘。其实，人们应该做的不是兜兜转转地在水源枯竭的地方找水，而是找到一条离开沙漠的道路——去往水源充足的绿洲。

心理治疗便是帮助人们寻找正确途径的一种方法。咨询和治疗能够帮助经历过创伤的人有意识地调节童年经验对当下生活的影响。通过自主地检视过去的伤口及其对现在的影响，人们可以逐渐放下潜意识中为了自我保护而使用的防御机制，进而慢慢减少防御行为。

投射与认同防御机制

"投射"与"认同"是问题夫妻间较为常见的防御机制。在这种心理机制的操控下，人们会无意识地将自己心里的情绪、感受放到对方身上，认为对方有着和自己一样的想法，甚至和自己有一样的行为。

简单来说，"投射"就是如果自己不喜欢一个人，便认为对方也一定不喜欢自己；当自己感到疲倦时，就感觉别人做事情也是有气无力的样子。夫妻一起看电视或看电影时，一方如果感到没意思，通常不会直接说“我觉得好无聊”，而是会说“你看起来觉得很无聊”。

伴侣们经常会把自己的某些情感说得好像是对方的感受一样——投射的情感如果是疲倦、乏味，那么对亲密关系不会有太大损害；但如果是愤怒、怨恨等负面情绪，那么日子久了，就会让婚姻产生裂痕。

举一个典型的投射例子：丈夫对年轻漂亮的女同事产生了暧昧情愫，却将自己的不安投射到妻子身上，总怀疑妻子喜欢上了别的男人。伴侣中被情感投射的一方往往不明所以，委屈万分，却百口莫辩。

随着投射程度的加深，“认同”防御出现了。越是熟悉的家庭成员之间越容易形成“认同”，即认为对方与“我”所思所想完全相同，将对方视为自己——宠溺子女的父母尤为如此。

韩先生是家中的长子，他还有一个比自己小一岁的妹妹。尽管韩先生的父母那一代人普遍有重男轻女的思想，但他的母亲正好相反——总是偏向女儿，把女儿当成公主，什么都替她做好，尽力去满足她。韩先生小的时候，父母没给他请过家教，也没有给他报过兴趣班；但他妹妹从小就被父母培养接受钢琴、绘画等艺术教育，课业方面还有家教辅导。韩先生在对比之下，内心总是感到失落。不过因为没有父母的关注，他反而少了很多压力，所以也不太在意。直到后来发生了一件事——

韩先生直到高三才开始对学习感兴趣，但因为基础太差，所以没能考上大学。他恳请母亲让他复读一年，并发誓来年一定能考上好大学。但母亲斩钉截铁地拒绝了他复读的请求。他只好放弃了上大学的理想。但是第二年，当他妹妹考试失利后，母亲却很耐心地劝她复读，争取来年考取心仪的大学。这件事一直是韩先生的一个心结。不过更严重的问题发生在他婚后。

韩先生婚后向父母借钱买了一套房，谁知到了妹妹谈婚论嫁的时候，母亲竟然要求他和妻子马上还清借款，好给他妹妹凑钱买房。韩先生的妻子无法理解这样的家庭，于是跟他闹离婚。而韩先生自幼被母亲不公平对待的创伤也被触发了。

> 后来根据家庭谈话，我了解到，韩先生的母亲之所以偏爱女儿，是因为她自幼缺乏父母的关爱。这位母亲生在一个重男轻女的家庭中，总是被兄弟们排挤，得不到父母的爱和家里的支持，为了供兄弟们读书而被迫放弃读书的机会，打工养家。她对女儿好也只是把女儿当作自己的分身，想要通过“让女儿幸福”来化解自己曾经的创伤。

很多人都会选择在成年后组建的家庭中通过“认同”来化解自己年幼时经历的创伤。我们常常可以见到一些很优秀的学生总是表现出一副消极被动的模样，仿佛过的不是自己的人生。这很可能是因为他们的父母为了让自己未被满足的期待得到满足而对子女进行了过度投射。而这样做的结果就是制造一个新的家庭创伤，导致另一个家庭悲剧的上演。

让家人成为自己的情绪分身

当“投射”与“认同”两种防御机制同时发生时，便会形成一种更为复杂的防御机制，即“投射性认同”。经历过创伤的人倾向于将自己的某种负面特性赋予重要他人，再借此对其进行精神控制——这种做法会将对方变成自己的情绪分身。

我们在生活中可能遇到过这样一类女人，她们惯于对男人采用暧昧态度以吸引对方，但当对方被吸引时，她们又会急忙保持距离，说对方不怀好意。这样一来，对方会变得惊慌失措，自我怀疑。这种女人内在烙印着某种痛苦和恐惧，一旦想要去爱，这些负面情绪就会被触发。当男人怀着好感积极接近自己时，她们便会把对方说成心怀不轨以印证自己内在的恐惧不安。这种“投射性认同”就是通过操控对方的行为，使自己的负面情绪合理化，进而实现对对方的情感控制。

很多人都会通过自己的情感来操控对方，不过表现形式、控制程度各有不同。在家庭中，这类防御比较常见的形式是借着鸡毛蒜皮的小事冲家人大发雷霆，把本来无辜的家人变成“做错事的人”，通过指责对方来发泄自己的情绪。

一个男人白天在公司被领导使唤，很不开心，晚上回了家还是一肚子怒气。他看到上小学的儿子像平常一样在看电视，便觉得很不顺眼，故意给儿子找碴儿。他大声嚷道："作业都做完了吗？"儿子听到父亲无缘无故就对自己大呼小叫，很不开心，于是没好气地说："看完这个就去做。"

回到家先看会儿电视再写作业是儿子一直以来的习惯，遇到父亲突然挑刺，儿子肯定会不满。而儿子的态度让本来就生气的男人有了发泄的机会。他吼起来："你对爸爸是什么态度？"儿子察觉到气氛不对，便赶紧不情愿地关掉电视，回房间做作业去了。儿子不能理解父亲为何对自己发火，他心中也满是怨气，却不敢发作。

类似的情况可能在每个家庭中都发生过吧？案例中的父亲将自己白天产生的愤怒情绪转移给了儿子——自己因为被人强迫做事情而产生了负面情绪，回到家就强迫儿子去写作业。这个男子无法化解自己的负面情绪，而将儿子当成自己的情绪分身，让他替自己承受情绪压力。如果说"认同"就是把对方当成自己并一厢情愿地付出情感，那么"投射性认同"就是将自己的精神与情感状态强加给对方。

将家人当作自己的分身会让自己和对方都陷入痛苦

之中，而且会让人越来越难以觉察到自己负面情绪的真正来由、自己的实际意图以及自己的痛苦源于何处，从而令家庭关系不断恶化，加剧自己和家人的创伤。

令人不安的家庭秘密

大多数人都愿意为了维持家庭的稳固与平衡全力以赴，而且他们认为，家庭也会因为自己的努力而稳固、和谐。然而这种想法通常只是当事人的错觉——许多家庭内部的关系看起来风平浪静，其实却早已暗涛汹涌。

家庭内部默认存在的不被公开、无法被轻易表露却持续引起家庭张力的事件，被心理学家称为“家庭秘密”（family secret）。

面对真相的时刻

我在德国进修心理咨询时，有一个金发碧眼的女同学叫伊丽莎白。她年纪不大，温文尔雅，总是面带笑容。我每次在课间休息去茶水间喝咖啡时，她总会拿着咖啡壶帮我倒咖啡。当然，伊丽莎白不只对我很好——她对每个同学都很友善，会主动和比较腼腆的人聊天。多亏了伊丽莎白，我们班里的气氛总是很融洽。

尽管伊丽莎白热情开朗，但我偶尔会从她身上感受到一丝隐约的悲伤。一次，同学们一起进行团体咨询时，我向伊丽莎白说出了我的感觉。听到我的话之后，伊丽莎白显得有些不安，然后她陷入了短暂的沉思。过了一会儿，她小心翼翼地讲起了自己的事情：

在第二次世界大战中，伊丽莎白的奶奶是一个效忠于希特勒的纳粹党人。奶奶听到希特勒自杀的消息后心灰意冷，于是将她年幼的孩子们召集到身边，拿起手枪，冷漠地依次将他们射杀。这些孩子年龄都还很小，所以丝毫不敢违抗母亲。轮到伊丽莎白的父亲时，他朝着瞄准自己的母亲大喊："妈，我不想死！"接着逃出了家门。他在外边躲了一会儿，再次回到家中时，看到五个兄弟姐妹都已经被母亲打死了，而母亲也饮弹身亡了。不过，这个冲击性事件不是父亲亲口告诉伊丽莎白的，而是不久前一个远亲偶然跟伊丽莎白提起的。

“父亲从不跟我说他的过去。你知道我们家的家训是什么吗？‘微笑吧，要幸福’。父亲性格爽朗，总是面带微笑，但我也会不经意地从父亲的脸上看到一闪而过的悲伤。”伊丽莎白认真地看了看我，继续说道：“可是你居然在我身上看到了我从父亲身上所感受到的那种悲伤，这真叫我吃惊！多亏了你，让我了解到自己尚未察觉的某个重要部分。”

无法隐瞒的家庭秘密

法国的精神分析学家赛尔·蒂斯龙（Serge Tisseron）是“家庭秘密”研究领域的世界级权威。他认为，“家庭秘密会延续好几个世代，这个秘密给后代带来的危害甚至比它最初的影响更严重”。那么家庭秘密是如何代际传递的呢？

越是刻意隐瞒带来痛苦和不安的事件或秘密，就越容易适得其反。因此，家庭秘密不仅会被一代接一代地传递下去，而且还会在传递的过程中扭曲变形。家庭秘密的最初持有者既想保守秘密，又想通过倾诉秘密来获得解放。在这种矛盾心理的作用下，当事人虽然极力回避，却会不自觉地泄漏出秘密的一部分；而作为下一代的子女也会因此产生某种直觉。但是他们很难发现秘密的全貌，甚至没有勇气直接询问秘密的原委。也就是说，倘若第一代人认为秘密是个“无法用言语来表达的东西”，那么第二代人便会将这个秘密作为一种“不知名的东西”延续下去。在代际传递的过程中，秘密的内容会被人们遗忘，剩下的只有“秘密”的存在感和无休止的疑问。赛尔·蒂斯龙根据临床观察发现，尽管当事人企图隐瞒某个令人不安的事件，但隐瞒这个行为本身同样给其子女带来了巨大的不安。

在韩国，一个代际传递的家庭秘密往往与时代的伤痛密切相关。在近代史中，韩国人经历了残酷的侵略、同族相残的战争、集团党派斗争等，这也给许多家庭带来了“不可言说”的家庭秘密。我在进行家庭咨询时，经常能遇到承受家庭秘密之苦的个案。

存在家庭秘密的家庭通常是不健康的。尽管当事人对秘密守口如瓶，甚至是回避否认，但是其子女仍能够模糊地感受到某个事件的存在以及不安。这种做法会造成强制性的自我情感麻痹。感染麻风病的患者，因神经受到损害而感觉麻痹，即便截断手指也不觉得疼。而从上一代人那里继承了家庭秘密的人就好比感染了情绪麻风病——虽然潜藏着怀疑、不安、愤怒、悲伤等各种负面情绪，但无法表现出来，而彻底将这些情绪隔绝。在被迫去否定混乱而无法承受的情绪的过程中，对情绪的感受也逐渐麻痹。然而，这并不意味着令人不安的事实会被遗忘——它会在家族内以羞耻心与自责感的形式延续下去。

夜晚，孩子看见爸爸醉醺醺地回到家中，倒头睡在客厅的沙发上，于是问妈妈："爸爸为什么睡在这里呢？"

妈妈因为担心给孩子带来不好的影响，而没有把"爸爸是个重度酗酒者"的事实告诉孩子，只是说："爸爸因为工作太累了，所以才会这样。"

听着"善意的谎言"长大的孩子，会习得一种符合母亲要求的思考、感受的方式。扭曲现实的行为会导致严重的认知失调。拥有类似经历的孩子在成年后很容易对自己所做的决定感到不安，无法建立自信。这类人在社会中更容易被欺骗、洗脑。

承认家庭秘密，找到头绪

我在德国攻读博士学位时有一个关系很好的同事叫汉娜。有一次，她给我讲了她童年的经历，令我非常震撼。

汉娜的父亲是个法官，白天在别人面前义正词严，夜晚回到家中，在两个未成年的女儿面前却变成了泯灭良知的禽兽。每天晚上，汉娜听到父亲上楼的脚步声都会感觉快要窒息了。如果父亲走进隔壁妹妹的房间，那汉娜就等于逃过一劫；如果父亲进了自己的房间，她就得度过漫长而可怕的夜晚——被父亲性侵。

但她最不能饶恕的那个人并不是父亲，而是母亲。母亲将一切看在眼里，却任由自己的丈夫侵犯女儿。性侵女儿的父亲，因为感到愧疚，而在白天表现得非常疼爱两个女儿；母亲却对两个女儿不闻不问，漠不关心。两个女儿也无法向母亲倾诉每晚的恐惧与绝望。汉娜和妹妹心中都有着深刻的创伤。

尽管童年有着严重的创伤经历，但幸运的是，汉娜仍有勇气说出自己的伤痛和秘密。我结束在德国的工作和学业回到韩国后一直与她保持联系。在我刚回国不久，她曾经寄给我一封信，信封里还装了一小片碎砖。她在信中写道："这片砖是我在柏林墙倒下那天，拿着锤子到现场敲下来的。你这样温暖善良的朋友离开了德国让我感到有些难过。韩国也和德国一样承受着历史的伤痛吧？你的内心这样柔软，大概也和我一样放不下国家经历的伤痛吧？这片砖就是我们友谊的象征，我把它送给与我拥有相同伤痛的你。希望你看到它就能回忆起我们的友情。我会永远支持你。"

汉娜站立在自己的痛苦经历之上，承受着痛苦的家庭秘密，仍不忘包容、抚慰他人的创伤，她是我认识的最坚强的女性之一。

然而，大多数人是无法像汉娜那样勇敢地直面给自己带来创伤的家庭秘密的。对于儿童来说，亲人的性侵害是最恶劣的虐待，会令其终生难以摆脱受害者意识。而这种恶性事件会因为与不可告人的家庭秘密结合起来，而危害倍增。在汉娜的遭遇中，性侵的加害者不只是父亲而已，还有纵容默许的母亲——她认为家庭的围墙已经崩塌，于是索性让女儿成为牺牲品，而她自己也成了共犯。在此情况下，受害者会受到双重伤害，感受到更为沉重和复杂的伤痛。

家庭秘密是家庭成员为维持家庭系统所做出的防御反应。他们害怕在承认现实的瞬间让家庭分崩离析，于是便试图回避、否认痛苦的本源。每个家庭系统的内部都存在一种惯性，这种惯性让家庭成员拒绝变化，固守原来的行为模式，维持一种所谓的“稳态”（homeostasis）。“稳态”导致了家庭秘密的产生，同时在不断激化家人之间的冲突。

家庭秘密无法靠隐瞒的方式来解决。虽然承认家庭秘密可能会令人痛不欲生，但是我们只有正视真相，才有可能找到头绪，解决问题。

家庭中的权力与秩序

“如果儿童为了生存，需要获得父母的爱，那么成人就需要周围人的认同。”美国著名精神病学家、沟通分析治疗学派创始人艾瑞克·伯恩（Eric Berne）观察发现，“获得认同”对于个体而言是在社会中生存的必需品；而追逐权力可以说是“为了获得更多认同而做出的努力”。

“权力”在我们的生活中发挥着重要的作用。弗洛伊德的弟子，知名心理学大师阿尔弗雷德·阿德勒（Alfred Adler）专注于自卑感、认同需求等领域的研究，他在《了解人性》一书中说，对权力的欲望是人类精神状态重要的支配因素。获得认同的需求存在于人类的天性中——我们从小便会为了获得父母的关心与认同而刻意去做令他们高兴的事；相对地，我们为了博得关注，有时也会去做令父母生气的事。阿德勒将之视为一种权力欲望的扩张。

夫妻之间的权力游戏

美国心理治疗学家威廉·格拉瑟（William Glasser）23岁就成为咨询师，接触过众多个案，并创立了现实治疗法。他说："表现出暴力与愤怒的家庭中大多有一个无法在外行使权力的家庭成员。"举例来说，丈夫想通过支配妻子和孩子来填补自己在社会中无法被满足的权力欲望。在这种情况下，作为其家人的妻子和孩子通常只能屈服。如果丈夫的权力欲望仍无法得到满足，那么这个家庭就会出现严重的问题。

在夫妻关系或家庭关系中，"权力"发挥着支配性作用。这里的"权力"就是指"对他人施加影响"。即便是在极为私密的家庭关系中，每天，甚至每小时都会有人行使权力。诸如选择墙壁的颜色、制定家庭规则之类都属于行使权力。家庭内部的权力行使不仅针对重要的事，也涉及生活中的各种琐事，如给孩子选择哪家教育机构、决定买哪件衣服等——这些都能够体现家庭内部的权力关系。

男性和女性在婚后就成为新组建家庭的支柱，分别负责相对固定的一部分家庭事务。在韩国的大部分家庭中，丈夫主要负责赚钱养家，妻子则负责处理家庭琐事和养育子女。从表面上来看，丈夫的角色似乎更为重要，他也因此拥有更大的权力，但深入去看，其实不一定是这样。负责处理家事与养育子女的妻子，对家庭的各方面具有更多的管辖权，也因此拥有更大的家庭权力，所以家庭真正的掌权者应该是妻子。

德国儿童心理学专家伊琳娜·普雷科普（Jirina Prekop）创造了让父母与孩子坦诚相见的“拥抱疗法”。她曾说：“能够和孩子和睦相处的爸爸，不仅要性情温和，经常陪孩子玩游戏，还要和妻子保持融洽的关系——这是最重要的。”孩子的领域被母亲所涵容，如果爸爸想要和孩子建立良好的关系，就必须获得妈妈的支持。如果爸爸总是感觉到自己被孤立，像个工具人，无法建立良好的亲子关系，那么他首先需要尽快修复自己的夫妻关系，这样才有可能拉近和孩子的距离。

夫妻发生争吵的原因有千百种，而隐藏在争吵背后的动机几乎只有一个，那就是“获取更大的权力”。我接触过这样一对夫妻，他们结婚六年以来，几乎每天都会发生争执。可是，当我问他们为什么会争吵时，他们都说不出来什么，只能回答："每次吵架的内容都不一样。"但是大家千万不要以为他们每天只是单纯为了鸡毛蒜皮的小事争吵，没有特别的理由。其实这对夫妻经常吵架的根本原因在于争夺权力。为了满足自己对权力的欲望，他们需要在各种事情上将对方压倒，这便在他们通往幸福婚姻的路上造成了巨大障碍。比起缺乏爱情，争夺权力的游戏对婚姻的威胁更大。

依据夫妻双方的权力等级，夫妻关系大致可以分为两种。一种是"从属关系"：夫妻二人一方负责做大部分判断与决定，另一方只需要赞成与服从。这种夫妻不会因为权力而吵架。更准确地说，他们吵不起来。这种夫妻不会在公开场合争吵，甚至在家中也很少起争执。然而，不吵架并不是因为他们深爱着彼此。两人之间的矛盾会在内心不断累积，时间越久，居于权力"上位"的一方就越会感受到自己被孤立了，而居于"下位"的一方越容易产生被压抑、漠视的受害者意识。在这种情况下，后者虽然无法明确地表达自己的想法，却会不自觉地透露出敌意，用内隐的方式攻击前者，为自己受到的压抑进行报复。其典型做法包括，与子女合伙孤立另一半、以生病为借口拒绝承担家庭事务或消极懈怠。

另一种是“平衡关系”：夫妻双方的权力不相上下，两人都会向对方下命令或提出建议，也会批评对方，因此他们自然免不了经常争吵。他们因为无法确定究竟该由谁来行使主导权，所以很容易产生冲突，也会为了扩大自己的权力而压制对方。这种夫妻虽然争吵不断，但如果他们能将关系建立在一种力量平衡的基础上，那么夫妻双方就可以相互理解并维持一种民主的关系。两人因为无法单方面实现自己的意志，所以会产生纷争，但他们也会相互妥协，调整彼此的决定。这种夫妻尽管时常会有摩擦，但他们的婚姻不见得不幸福。

恋母情结与家庭秩序

美国家庭治疗师杰伊·海利（Jay Haley）注意到“夫妻间的权力游戏乃是家庭问题”，并以此为基础开发了“策略性家庭治疗模型”。他认为，当家庭权力斗争太过激烈，或者一方对不平等的权力分配忍无可忍时，家庭的等级秩序便会瓦解并引发严重问题。

暑假即将到来，哲洙一家人准备做一个出游计划，不过他们在地点上产生了分歧。爸爸提议去山里度假，这样就可以在溪中蹚水，享受清凉的山风；妈妈则说要去度假设施完善的海边。两人坚持己见，陷入僵局。

此时，哲洙插嘴说："爸爸，去年假期不就去了智异山吗？结果下起大雨，我们搞得多狼狈啊，还险些被困在大雨中，上了电视新闻呢。今年就去海边的度假村玩吧。"

原本势均力敌的夫妻争论，因为儿子哲洙的加入而倾斜向妈妈那边，所以爸爸只好放弃了自己的意见。这种情节在很多家庭中都上演过，看似稀松平常，但从权力的角度来分析，这正是家庭内部等级秩序失衡的瞬间。

家庭内存在着自然形成的等级秩序，会按照家庭成员来到家庭的顺序来决定其等级。例如最先出生的孩子要比后来出生的孩子等级高。

在上面的案例中，哲洙作为家中的后来者（比父母等级低的子女）扮演了决策者角色，导致等级秩序出现混乱。在一个家庭中，如果母亲与子女紧密依附而孤立父亲，或是子女代替父亲或母亲的配偶角色，那么等级秩序也会出现混乱。在大部分家庭中，这种混乱只是暂时的，不过这种情况一旦成了常态，便可能出现可怕的家庭纷争。

我们常说的恋母情结——俄狄浦斯情结，也与家庭等级秩序有关。

> 王子俄狄浦斯出生后，有人预言他长大后会杀父娶母，因此国王，也就是他的父亲遗弃了他。俄狄浦斯长大之后，在流浪途中失手杀了某个人，但他并不知道那人正是自己的父亲。俄狄浦斯后来被推选为新的国王，并且娶了前国王的王后。俄狄浦斯也不知道这个王后会是自己的母亲。然而不久后，真相大白，身为俄狄浦斯妻子与母亲的王后大受打击，自杀身亡；俄狄浦斯则刺瞎自己的双眼，开始四处流浪。
>
> 古希腊悲剧《俄狄浦斯王》向人展示了一个观点：违背等级秩序之人会招致悲剧性的命运。

在久远的年代，人们依据年龄来进行排序并形成严格的等级秩序。这样的等级秩序是确保团体生存的必要条件，若是有人违反，其他人便认为他威胁到了大家的生存。

弗洛伊德曾说，出现情绪问题的人是生活在这个时代的另一个俄狄浦斯。他认为人类内在冲突的根源就是俄狄浦斯情结，其存在的前提便是秩序法则。他假定人类在面临失序问题时会产生矛盾与绝望的感受，而如何解决失序问题，决定着家庭的幸福与否。

有一对夫妻来找我咨询。他们的家庭看起来普通平凡：男人每天努力工作赚钱，在职场上乘风破浪，女人除了做好家务外，还热衷于参加宗教活动。在外人眼中，这算得上是一个模范家庭了。

他们遇到的问题令我惊讶——他们的大女儿试图自杀。男人生长在单亲家庭中，他的母亲独自把他养大很不容易，因此他总是对母亲心怀愧疚。夫妻二人的婚姻离不开男人母亲的牵线与支持，母亲认为女人会是个贤妻良母，所以劝说儿子和她在一起。这对夫妻结婚已经有16年了，不过家里的大事小事一直都是由男人与母亲商量后再做决定的。在这个家庭中，实际上扮演妻子角色的不是男人的妻子，而是他的母亲。女人根本无法介入男人与他母亲的关系，在这个家中也没有属于自己的位置。

男人的母亲每天早上都会替他准备好公文包，也会在他下班回家时第一个去迎接他——角色越位的情况每天都在上演。男人的母亲不只抓着儿子不放，甚至还代替女人给家中的孩子们当起了妈。这位婆婆看不惯儿媳的教育方式，所以话里话外总是指责她。当上小学的孙子不听话、大声哭闹时，这个婆婆看到儿媳不知所措地安抚孩子，就会冲上去抽孩子一个耳光，大声骂道："怎么可以这样任由孩子胡来？"她这样做似乎就是故意要给儿媳看的。她认为自己是在展示教育孩子的正确方法。

此外，每当家里乱作一团时，男人都会坚定地跟母亲站在一边，即便认为母亲不对也不会说出来。感到孤立无援的女人只能借助宗教信仰来逃离令人窒息的家庭。

实际上，这个家庭里的孩子们才是最无法忍受这种情况的人。他们每天从学校回到家中，都要听奶奶发牢骚。他们因为讨厌奶奶，躲在自己的房间里基本不怎么出来。那个奶奶认为孩子都是自己辛苦拉扯大的，他们却总是站在妈妈那边而不认同自己，因此越来越失望，也越来越觉得他们很无礼。不知不觉，奶奶与孙辈之间的矛盾也越积越深。直到最后，家中的大女儿承受不了，想要轻生，她在遗书中写道："奶奶，求求你不要再欺负我们和妈妈了。"虽然她幸运地被抢救了过来，但家中的每个人都受到了很大冲击。

案例中这个家庭的问题源于"失序"。家中的奶奶作为一个单身母亲，其实从儿子小时候就一直依赖着他，即便在儿子成婚后，她依旧无法放开儿子。权力的欲望是无穷无尽的，她并不满足于代替儿媳扮演儿子的"配偶"这个角色，还想进一步扮演孙子们的"母亲"角色。她的权力欲摧毁了儿子家庭中的等级秩序，使整个家庭摇摇欲坠。在一个家庭中，配偶的角色必须由丈夫和妻子来扮演，而上一代人应该有属于他们自己的角色。

一名家庭成员对等级秩序的违背足以令整个家庭陷

入混乱。想解决家庭的问题，就要恢复等级秩序。而恢复等级秩序的一个前提就是设定明确的界线。案例中的男人应该和自己的妻子、儿女站在一起，与自己的母亲拉开一些距离。然而，男人的母亲长久以来都很依赖自己的儿子，所以很难回到自己正确的位置上。因此，必须由男人率先采取行动，做出改变。这个男人只有坚定不移地支持自己的妻子和儿女，才能使家庭建立起正确的等级秩序，逐渐走出混乱的局面，越来越稳固。

想超越父亲的儿子

我和妻子为了事业而忙碌，因此要孩子比较晚。妹妹的儿子都已经读初三了，我儿子才上小学三年级。我的父母年事已高，自然非常宠爱年幼的孙子。因此，我儿子就成了家里地位最高的人。我最大的烦恼之一就在于，我这个当父亲的所讲的话对儿子来说总是无足轻重。

最近我不由得开始操心起儿子的未来：“爸爸和妈妈都是教授，你长大后也去当教授好不好？”

其实我和妻子多少都有这样的期许，但儿子的回答让我们大跌眼镜：“当教授当然好，可是我想到要一直读书就开始头疼了。爸爸，我的理想是在家附近开个文具店。”

我们的确不应该对一个三年级的小学生有太多期待，不过看到自己的孩子这么没有理想，我还是难免感到失望。

下一代人在成长过程中有一座必须跨过的山，就是“父亲”。

希腊神话中，宙斯就是与他的兄弟哈迪斯、波塞冬一起推翻了统治着天下的父亲克洛诺斯，才成为众神之首。

下一代人要想成为世界的主角，就必须打败上一代的象征——父亲。几千年前古希腊人的观点对欧洲心理学研究影响深远。而今天，我们也经常会说：“只有战胜自己的父亲，才能成为真正的男子汉。”

儿子想超越父亲，女儿则想成为比妈妈更好的女人，这正如弗洛伊德所说的“俄狄浦斯情结”。

过于优秀的父亲往往是难以超越的，儿子也会因此感到绝望。“超越父亲”本来是潜意识中的一种成就动机，如果儿子因为无法达成目标而选择放弃，那么他很可能变得消极，不思进取，躲在父亲的成就下贪图安逸。

对儿子来说，父亲是一个随时存在的竞争者，总会勾起他的求胜欲。而儿子通过与父亲的竞争会变得愈发优秀。不过，父与子之间除了存在竞争关系，还有亲情关系，所以儿子总渴望得到父亲的爱与认同。儿子想超越父亲，不仅是出于求胜欲，更是为了获得父亲的认同。当儿子感受到父亲的认同时，便会获得极大的满足感。

“家族系统排列疗法”创始人伯特·海灵格（Bert Hellinger）发现，有魅力的男人具有一些共同点，例如能与父亲维持良好的关系，在尊重父亲的同时渴望超越父亲。这种尊重与渴望为儿子提供了追求社会成就的动机，并帮助其培养出建立良好人际关系的能力——与父亲之间的良好关系使其具有信任感和稳定感，也使其能够在人际沟通方面建立自信。拥有高信任感和自信心的人自然会得到他人的关注与良好评价。这样的男性懂得适时地向亲近的人吐露心声，从而建立起有深度的关系；他也懂得尊重他人、珍惜关系、真诚待人，不会因为环境而伪装自己或者欺骗他人。弗洛伊德认为，在男孩的成长阶段，与父亲之间建立的关系非常重要。根据关系的不同状态，他可能成长为一个有心理问题的成人，或者相反地，成长为一个在工作与爱情中自信、成功的成人。

然而，对父子关系而言，握有主导权的人不是儿子而是父亲。通常而言，在童年期与父亲建立良好关系并健康成长的人，在成为父亲后也有能力和自己的儿子建立良好的关系；相反地，儿时在不良环境中成长，无法与父亲建立正常关系的人，在成年后可能会不自觉地将自己的经验传递给下一代。当然，也有不少例外。即便一个人在童年期没有得到父亲的关爱与认可，只要肯直面过去，努力活出自己的人生，他也能够与自己的孩子建立良好的关系。

得不到父亲肯定的儿子

韩国的父亲很难成为“好爸爸”的一个原因是，韩国人的工作时间很长。2010年，经济合作与发展组织的一项调查显示，韩国的人均全年工作时间为2 256小时，而全球的人均全年工作时间为1 764小时。许多韩国男性不但工作时间经常会超过8小时，而且下班后也少不了工作上的应酬。他们往往还要面临一个更现实的问题：随着社会竞争愈发激烈，为了不丢掉饭碗，还得不断投入精力，提升自我价值。

在生活的压力面前，花时间陪子女聊天、玩耍，帮妻子分担家务等都显得无关紧要了。所以父亲角色的缺失是目前韩国一个普遍的社会问题——如果社会大环境得不到改善，那么我们的后代就会受到影响，青少年问题也会演变成严重的社会问题。著名发展心理学家让·皮亚杰（Jean Piaget）认为，儿童是“有认知能力的外星人”（cognitive aliens），他们的思维具有绝对性，也就是“全有或全无”的两极性认知模式。这就意味着，尽管父亲是因为工作而未对孩子表达足够的关心，但孩子只会认为父亲不爱自己，甚至会产生恐惧：“万一父亲抛弃了我，所有人都会抛弃我。”一个孩子在快速成长的过程中如果未能满足自己的心理需求，那么他在成年后会持续地受到童年不满足感的折磨，而缺乏自信，消极地面对生活。

如果一个男孩不管做什么都无法得到父亲的肯定，在成长过程中总是被父亲冷漠地忽视，那么他很可能在某一瞬间产生这样的想法：无论我怎么努力，父亲都不会放在眼里。从这一刻起，他的失望和不安就会转变成对父亲的愤怒和恨，他甚至会攻击父亲。而父亲更不会关心这样的“坏孩子”，也会对儿子更差。于是，两人的关系就陷入了恶性循环，矛盾越积越深。很多来做咨询的水火不容的父子都属于这种情况。

德国心理学家马茨认为，很多性格问题，如不合群、霸凌、脆弱、爱抱怨、易激惹等都源于童年被父母拒绝的经历。得不到父母关心和认同的子女，很可能把自己当成注定不幸的阿特拉斯[1]（Atlas），默默承受巨大的压力。这种人有时为了获得他人的认同，会表现出出类拔萃的能力——这只是因为他潜意识中渴望获得父母的认同。

除了父亲与子女的相处时间外，父亲与子女相处时所扮演的角色也很重要。很多父亲因为不经常和子女交流，所以在不知不觉中一见面就喜欢用教导、训诫或评价的态度来说话，但这样做往往会适得其反。

1　阿特拉斯是希腊神话中的巨人，他被宙斯打败后，遭受惩罚，要永远用双肩支撑苍天。

儿子是独生子，因为平时家中没有玩伴，所以希望我能够扮演朋友的角色。我下班回到家时，他已经准备好玩具在等我了。与儿子玩游戏时，我有一个原则，就是不赢。我们一起玩陀螺、足球、摔跤，我总会在最后一刻故意输给儿子。不过我偶尔也会不小心忘了这个原则，在游戏中获胜，那样的话，儿子就会气愤地说，再也不跟我玩了。

儿子能从战胜父亲的经历中体验到满足感，也能尽情享受游戏的乐趣，或许还会认为爸爸在玩游戏上不如自己。我认为，“输家”的角色并不差，因为“赢家”是儿子。

不过想在游戏中成功地扮演“输家”也是有要领的：首先要适当地占据优势，或营造出势均力敌的战况，然后在难分胜负的时候突然输掉。这样儿子的喜悦之情就会更胜。

儿子时刻想要战胜父亲，超越父亲。父亲输给儿子并不是无能或差劲的表现——他在积极地支持儿子，以便于儿子在未来真正地超越自己。

其实，只要时机成熟了，儿子就会知道该如何超越父亲。因此，和费尽心思地揠苗助长相比，更有智慧的做法是尝试理解孩子，静观其变。

父母为何成了压迫子女的怪物？

［例1］有位妈妈对自己的女儿一向冷漠、严厉。每当下大暴雨时，别的母亲都在学校门口打着伞接孩子，她却从来没有那样做过。看到女儿淋得像落汤鸡一样，狼狈地回到家中，她却毫不关心。女儿长大后问妈妈当年为什么那样对自己，妈妈笃定地回答："那样会使你更坚强。"但女儿无法理解母亲的解释。她小时候一直怀疑妈妈不爱自己是因为自己是捡来的，或是因为自己不是男孩，也因此在心里留下了一个解不开的结。

［例2］一个当小学一年级班主任的老师最近发现一个学生总是在学校打瞌睡，有些不放心，就去询问这个男孩什么情况。男孩的回答让他很吃惊——原来这个孩子每天晚上都要爬完山才能回家睡觉，而且即便是在寒冷的初春，他也必须光着膀子跑到山顶。班主任以为男孩是信口胡说的，并不

相信。过了一段时间，这个男孩的学习状态还是很差，所以班主任找他的家长来学校谈话。男孩的父亲证实了孩子说的话，并且一本正经地告诉班主任，自己要把儿子训练成真正的男子汉，所以要求他每天晚上都跑到山顶。班主任听到男孩父亲的话后也不知道该说什么。

这两个案例难免让人咋舌。其实家庭内部的许多创伤性事件原本是出自善意的——让家人承受痛苦之人的初衷绝非折磨家人。无论实际动机如何，让家人受折磨的人在行为方式上确实都存在着一些问题。

依恋理论的先驱约翰·鲍尔比（John Bowlby）说过，童年缺乏父母关爱的人在成为父母之后有重现自己儿时匮乏情境的倾向。他或她会借助伴侣与子女来补偿自己儿时被父母压抑的欲望。

“压迫”原本是社会学术语。马克思指出，压迫发生在阶级关系中。然而，在生活中，家庭成员之间的压迫屡见不鲜。在家中处于优先地位的父亲、母亲利用子女来满足自己童年时的缺憾，也算一种压迫。父亲或母亲能够使自己的创伤经历在子女身上重演，他们使用了伊凡·纳吉所说的“破坏性权力”（destructive entitlement）。

我们常常能够见到一些“讨回公道”的案例，即将自己吃过的苦加倍施加给别人。例如被“恶婆婆”压迫过的儿媳，在面对自己的儿媳时也成了“恶婆婆”；受过暴力折磨的新兵，在成为军官后，会变本加厉地虐待新兵；等等。“行使破坏性权力”似乎成了人们习以为常的事。

一位大学生因为和父亲冲突不断而找我咨询。他告诉我，每当他父亲买零食回家时，全家人都会感到非常痛苦。在正常情况下，吃零食是令人开心的事，但这个学生和他的家人却感觉不到开心，因为他父亲有一个规定：接到食物就必须马上吃干净，剩下食物是罪恶的，所以吃不下也要咽进去。父亲小时候生活困苦，饭都吃不饱，更别说吃零食了，所以他一直觉得零食是很珍贵的东西。但是现在时代已经变了，孩子们的生活条件很好，没有挨过饿，更体会不到零食的珍贵。父亲的强迫行为使这个家庭陷入了困境。

在家庭中，权力大的人会无意识地利用其他无辜的人来解决自己的创伤，从而给家人带来伤害。这种破坏性权力的运作光靠当事人的力量是不够的，还要依靠“家庭”这个系统及其力量。破坏性权力通过家庭规则、秘密、等级秩序等得到实现，这样也令家庭成员无法反驳，只能乖乖服从。这种家庭只能维持一种表面上的平稳，其实每个人内心都压抑着情绪，家庭关系已经岌岌可危。

我的一个案主是一名50多岁的妇女，尽管她的丈夫是个身家上亿的富豪，但她仍然辛苦地做着保险销售员的工作。周围的人都以为这位女士是因为爱财所以不肯放下工作，享受生活。但事实上，她努力工作是因为婚后丈夫几乎没有给过她生活费。

她的丈夫年幼时家中困顿，父母因为经济问题而离婚，他也因此认为一切痛苦都是没钱造成的。从年轻时起，他便拼命工作，而且得益于生意头脑，很快就积累了大量财富。但他努力赚钱不是为了给家人带来更好的生活，而只是为了弥补过去那个饱受贫穷折磨的自己。他们的大女儿出嫁时，这位富有的父亲竟然连嫁妆都不出，只让女儿带走了她的旧衣物。他的吝啬让家人心生厌恶。

童年时期因父母过度行使破坏性权力而受苦的孩子，其内心的罪疚感、愤怒、羞耻、抑郁会不断积累。一个人获得爱与尊重的权利一旦被剥夺，他日后就很可能会通过对家人行使破坏性权力来让他们重复自己的经历。这种破坏性权力会世代传承，使家族陷入不幸。

压迫子女的父母并非怪物——他们往往也是经历过苦难的人。只有了解了创伤的重复性，人们才能够从家族世代传承的恶性循环中解脱。难点在于，这种传承发生于潜意识层面，因此陷入恶性循环的家庭成员往往意识不到问题所在。想要斩断枷锁，就需要智慧与毅力。

父母在给予子女关爱时不应当期待回报——为子女所做的一切应该是无条件的，不计成本的。在充满爱的、没有压迫的环境中成长的孩子，日后也会把一切传递给下一代……这才是幸福生活的基本原理。

家庭中的三角关系

三角关系存于很多普通的家庭中，是家庭关系问题的一个表现。夫妻为了获得稳定的婚姻关系，而将父母或子女牵扯进双人关系中，就是莫瑞·鲍文所说的“三角关系”。从广义上讲，无论是夫妻、兄弟、姐妹还是父子、母女……只要关系中的两个人在面临冲突时把第三个人拉进关系中以转移冲突，就会形成三角关系。而夫妻之间的三角关系最为常见，所引发的问题也最为严重。

曾在原生家庭中卷入三角关系的孩子，在长大后组建的新家庭中很有可能会经常对家人感到不满，甚至想要疏远他们。如果一个人感觉到家庭像个包袱，无法从中获取力量，那么他年幼时很可能陷在三角关系中，一直未能解脱。

三角关系是矛盾的催化剂

看到“三角关系”这几个字，大家可能首先会想到情感类电视剧中常常上演的三角关系：身世背景天差地别的两个女人爱上了同一个男人；或者是女主角周旋在两个迥然不同的男人之间——一个一穷二白却帅气真诚，另一个有钱有势但魅力不足。爱情纠葛构成的三角关系在家庭中往往就是“外遇”。而我们所说的普遍存在于家庭中的引发矛盾的三角关系并不单纯是男女之间的情感关系。

莫瑞·鲍文曾说，为了解决夫妻之间的冲突而让子女受到牵连的人，自我分化程度较低。不安最容易引发三角关系——越是感到不安，人们就越想用三角关系来应对。关系不睦的夫妻经常会把子女拉进他们的“冲突”，形成一种三角关系，但有时也会选择非子女的第三者，比如婆婆、岳母等，或用工作、饮酒等来填补第三者的位置。

“外遇”这类三角关系虽然能让冲突延迟爆发，却会彻底摧毁夫妻关系。夫妻关系不睦时，男性或女性都有可能想靠其他异性来弥补爱的缺失，从异性身上获得亲密感与爱情，然后从新的亲密关系中获得能量以维持夫妻关系。这类三角关系并不同于那种短暂的由性冲动引发的“出轨”，它是代替真正的问题根源，即夫妻冲突的手段。因此，“外遇”这种状况很可能会一直持续。然而，夫妻关系不可能在“外遇”带来的调节中复原，只会随着时间推移而逐渐恶化，最终走向破裂。“外遇”这种三角关系是在夫妻逃避直接面对问题的情况下产生的。

认真说起来，我的家中也轻微地存在着三角关系。像许多家庭一样，我们夫妻俩常常会展开一场激烈的“电视遥控器争夺战”。某一天，妻子想看的节目和我喜欢的纪录片时段冲突了，我们的“战争”一触即发。众所周知，家里的电视节目选择权通常和家庭的主导权一样，都掌握在强势的一方手中。但是，对那些夫妻关系平等友好的家庭来说，节目选择权归谁呢？答案是“手持遥控器的人”。或许你觉得这些论述太空泛，但它们其实是有行为心理学依据的。

曾有研究者让素未谋面的一个男性和一个女性坐在电影院相邻的座位上，并观察谁的手会占据两人之间的座椅扶手。结果，男性获得了压倒性优势。这主要是因为社会上普遍存在着男性需要展现权力与主导性的认知。然而当两个性别相同的陌生人坐在一起看电影时，也就是说，当互不相识的两个女性或两个男性坐在相邻的座位上时，占据座椅扶手的是“先把手臂放上去的人”。“先到先得”，这很符合自然界的丛林法则——当动物的体型或战斗力不相上下时，先占据地盘的那一方往往拥有该地的主权。

我们夫妻二人为了看谈话节目还是自然纪录片争得剑拔弩张，不过幸运的是，遥控器在我手上。妻子只能瞪着我，而我完全不想交出遥控器。就在此时，坐在沙发旁拼“乐高”积木的儿子突然跑了过来，趁我不备，飞快地从我手中抽走遥控器，把它交给了妻子。

“妈妈，给你。”儿子得意地说着，并把遥控器给了妻子。妻子脸上露出满意的表情。“你们俩是一伙的。”我很想这样说，但还是把话咽了下去。局势总是会因为儿子的推波助澜而倒向一边，对此我其实也是心知肚明的。

我只好装作不在意的样子说道："我现在是不是被排挤了？"

而妻子又在我的伤口上补了一刀："哪里，你早就被排挤了，只是你不觉得罢了。"

为了构建健康的家庭关系，我们应当摒除三角关系。当夫妻之间出现矛盾时，两人无论多么焦虑，也不能为了解决彼此间的问题而牵扯第三个人，构成三角关系。三角关系会加剧夫妻之间的矛盾，并且阻挠矛盾的化解。不仅如此，三角关系还会不断把无辜的家庭成员制造成"替罪羊"。

家中的"替罪羊"

我婚后偶尔会和妻子吵架，而这种事情很快就会被我父母知道——我们的儿子像个记者一样，给我的父母打电话，转播吵架过程。我和妻子之间无论发生什么冲突，儿子都会第一时间打电话给他的爷爷奶奶，向他们汇报。而我的父母每次听完电话都会站在妻子那一边。我父亲还会特意打电话安慰她——打给她而不是我。

他们总是对妻子说："你那么善良，还是要多多担待啊。你也知道，我们儿子天生就是那种性格，很难改的。我们知道你很辛苦！"

在我和妻子仅有的两次冷战中，不仅我的父母完全支持妻子，就连我的妹妹也支持妻子。我妹妹还当着全家人的面说："唉，多亏有善良的嫂子，我们家才能这么和睦。我真心感谢嫂子。除了她，还有谁愿意照料我哥这样的人啊？"

我的父母似乎总认为，在我的婚姻中有错的那个人一定是我，而妻子永远是个隐忍懂事的贤妻良母。即便是在家庭聚会时，我的家人也常常会见微知著地给我挑毛病，最后归结到"妻子真是个善良的人，竟然能忍受我这个满身是问题的人"。所以，那种让很多家庭陷入烦恼的"婆媳问题""姑嫂问题"在我家几乎是不可能发生的。

我早就对家里人的这种做法习以为常了，虽然偶有不满，但是也无力反抗。作为大学教授，我也有一定的社会地位，为人师表，受人尊重。但是在我的家中，家人从来不给我留面子，还将我视为问题人物。这是我家惯有的一种行为模式，在这个模式中，我就是家中的“替罪羊”。

法国人类学家勒内·基拉尔（René Girard），通过对神话与民间故事的分析指出，“替罪羊”机制是早期人类用来解决问题的原始手段。当社会群体内部出现不安、不满等情绪以及冲突时，能够以最小代价应对危机的一种方法就是将主要责任转移到某一个人或少数几个人身上。对指定的人发泄愤怒、憎恨等负面情绪，能够在一定程度上平息社会冲突与纷争，使秩序暂时得到恢复。基拉尔指出，欧洲历史上发生的种族屠杀以及猎捕“魔女”等事件，就是为化解严重的社会危机而启动的替罪羊机制。

替罪羊机制形成于人类早期，数千年来一直作为人类面对危机、化解冲突的手段而发挥着作用，超越了时代。这种替罪羊机制不仅存在于国家、社群等较大的社会组织中，也普遍存在于家庭这样的小型社会单位中。

问题儿童与英雄

家庭中的替罪羊，就是为了维持整个家庭的和平安稳而被选出来承担错误的那个人。最常见的家庭替罪羊机制的目的是避免夫妻冲突，而这个“替罪羊”往往是子女。

美国家庭治疗大师、家庭咨询节目主持人约翰·布拉德肖，列举了子女作为家庭替罪羊时常扮演的角色，如父亲或母亲、朋友、偶像、英雄，还有完美儿童、反派、小可爱、运动选手、仲裁者、失败者、问题儿童等。在各式各样的角色中，“问题儿童”与“英雄”是最为典型的两个。

在家庭中扮演“问题儿童”的孩子内心很委屈，但是无法摆脱承受家人责难的命运，始终会被当作一切家庭问题的源头。

当家中的某个孩子被贴上了“问题儿童”的标签后，他会因为家庭内部的张力与压迫感变得极度敏感而不安，更渴望获得家人的关心。为此，他会做出更多问题行为，招致父母或其他家人的更多不满和指责。而从其他家庭成员的角度来看，问题儿童的这些负面行为能够让大家把内在压抑着的痛苦、愤怒等负面情绪转移并发泄到这个孩子身上。在这个层面上，问题儿童对家庭的稳定团结做出了重要贡献。内部潜藏着问题和不稳定性的家庭往往可以通过替罪羊机制，暂时维持表面上的安定平和，但是被选中作为替罪羊的孩子会产生严重的自卑、焦虑、愧疚感等。

在一个家庭中，并不是每个孩子都会公平地轮流扮演“替罪羊”角色。在大多数家庭中，只有一个孩子会被“选中”，而其他孩子可以正常地地欢度童年，不受到任何影响。对于父母来说，夫妻的二元关系中只需要加进来一个人来就能解决问题，而他们通常并不在意那个孩子是谁。不过被“选中”成为替罪羊的孩子往往有一些共同特质，如敏感、胆怯、过度自责等，他们能够很快察觉到父母的痛苦，并无意识地将这种痛苦归咎于自己，总担心自己会被抛弃，因而非常渴望家庭和睦和父母的关爱。

德国家庭治疗先驱海尔姆·施蒂尔林（Helm Stierlin），在其著名的派遣理论中使用“派遣”（delegation）这个概念解释了家庭替罪羊机制中“英雄”角色的效用。“派遣”即某人授意另一个人替自己执行任务。在一些暗藏着不稳定因素的家庭中，父母会培养出一个“英雄”子女，让他代替他们实现长久以来未能实现的期待。

通常，在亲子关系中，父母与子女之间是照顾与被照顾的关系。子女对父母怀有依赖、爱等情感，他们虽然子不会用“照顾”父母作为回报，但是会表达出对父母的信赖、尊敬与忠诚。

施蒂尔林指出，在很多家庭中，父母会利用子女的忠诚去满足自己的期待。例如，未能取得理想学业成就的父母更倾向于要求子女努力学习，考取重点大学。我们经常能够听到类似“你现在用功读书，以后考上重点大学，得到好处的人是你自己。你不是为了妈妈在读书！”这样的话术——很多执着于培养优秀子女的家长都喜欢这样说。而子女会出于对父母的顺从，尽量满足他们的期待，压抑自己的情绪和真实愿望。

事实上，当父母说考上好大学是为孩子好时，“考上好大学”只是父母认为的最好出路，并非子女自发产生的愿望。而家中的子女一旦承担了“英雄”这个角色，就接受了替父母实现愿望的责任。在这种情况下，“英雄”们必须为了出人头地，为了成为医生、法官、教授而拼尽全力，让父母得偿所愿。子女就像被赋予了神圣的必须完成的使命，而失去了自己的主动性。

“爸爸毁了我的人生”

振赫是一位30多岁的男性来访者，他一直对父亲怀有强烈的怨恨。他向我诉说自己有生以来从没有按自己的意愿活过。

振赫的父亲白手起家，靠着自己出色的生意头脑赚了很多钱，从一个没钱读书的穷小子变成了事业有成、家境殷实的大老板。但他始终对自己没怎么读过书、学历太低这件事耿耿于怀。他虽然拥有地位和财富，但一直非常羡慕公务员——成为公务员是他年少时的梦想。许多认识他的人都对他说过：“凭你的头脑，如果当初有机会上大学，一定能考上公务员，当个大官。”他一直希望自己的梦想能够在子女身上成真。妻子怀第三胎时，他梦到一个孩子递给他一顶王冠，便认定这个未出生的孩子一定能当公务员，替自己实现梦想，所以从老三出生起，便一直把他当成未来的公务员来培养。而这个孩子就是振赫。

振赫从小就比哥哥姐姐受到的待遇好，父母总是将他视为能够光宗耀祖的孩子，给予他极大的重视和关注，但是从来没有问过他自己的想法。振赫为了父亲去参加了很多次公务员考试，但都因为动力不足而没有通过。最后，他不想再为满足父亲的愿望而继续浪费时间了，所以不顾父亲的反对，去一家公司上班了。但父亲还是一直给他施加压力，让他辞掉工作继续考公务员。

振赫一直承受着双重痛苦：一方面，父亲的控制让他失去了生活中的自主权；另一方面，他因为无法替父亲实现梦想而非常自责。

施蒂尔林认为，子女一旦受到“派遣”去弥补父母的遗憾，就很难摆脱自己被赋予的使命。他用“逃脱罪”这个概念来说明子女如果无法完成父母赋予的使命，就会产生伴随终生的深刻的内疚。作为家庭“英雄”的替罪羊与父母之间存在着一种剥削关系——父母剥夺了子女自由选择过什么样的生活的权利；受到剥削的子女始终在压抑自己欲求的状态下成长。即便子女实现了父母“派遣”给自己的使命，他们也不会因此获得解脱，因为自己所做的一切只是为了父母，而非自己。对父母而言，被选作家庭替罪羊的孩子是个英雄。但这个孩子在成年后，甚至是在完成父母给他制定的目标后，始终无法弄清自己的人生应该是什么样子的，找不到自己的目标，没办法为自己而活。

“替罪羊”无法化解家庭冲突

来访者金女士是一位优秀教师。我每次在咨询室见到她都会想起“背着我的悲伤行走的人”——印第安人用这个说法来定义“朋友”。但金老师所背负的“悲伤”不是来自朋友的，而是来自家人的。她是家中的长女，下面还有3个弟弟妹妹。她的父亲总是在外面喝酒、赌博，花光了家里的钱；她的母亲身体不好，还得替丈夫收拾烂摊子，赚钱养家。因此，金老师小时候作为家里最大的孩子只能代替父母照顾弟弟妹妹，扮演“家长”角色。

她从小就为家里做出了很多牺牲，即使大学毕业后当了老师，建立了自己的家庭，她还是在不停地为娘家人付出。金老师的弟弟妹妹成年后找不到固定工作，生活拮据；而她的父母年事已高，体弱多病，需要支付高额的治疗费。金老师的大部分工资都花在了父母和弟妹身上，自己都30多岁了，还没舍得买过名牌衣服。尽管丈夫对此很不满，但每当娘家发生事情时，她都会赶回去帮忙。对家人来说，金老师是“英雄”“超人”，也是家里4个孩子中唯一值得信赖的、可以照顾整个家庭的人。

金老师来做咨询的时候告诉我：“几天前，我爸爸打电话对我说，‘现在你也该休息一下了吧？’。我听了之后哭得不能自已。”

我完全了解金老师所背负的悲伤。我劝慰她：“从现在开始，让自己放松点儿吧，别总是为家人操心了。”

但她说自己做不到：“我控制不了自己，只要想到家人离开我可能没办法活下去，我就觉得非常不安。”

金老师从小就是家庭的替罪羊，直到长大成人，有了自己的家庭，还是无法摆脱这个角色。那么她怎样做才能逃离角色的羁绊，活出自己的人生呢？

答案就是：放下自己背负的不安与责任感。

像金老师这样在家中扮演“英雄”的人，普遍会被这样一个念头所纠缠："要是我不帮忙，这个家会不会垮掉？"

但是，无论是"问题儿童"还是"英雄"——这些家庭替罪羊都无法解决家庭的问题，只能暂时掩饰问题。对于金老师的家庭而言，如果不是因为她一直在扮演替罪羊，或许她的父亲已经回归家庭，而其他家人也更有可能过上正常的生活；她的弟弟妹妹也不会因一直依赖姐姐，而丧失自力更生的能力。

在家庭中，父母与子女之间存在一种长幼尊卑的秩序，子女无论如何都只能是子女，无法替代父母的位置。只有当每个家庭成员都回归自己原本的位置、承担自己原本的角色时，这个家庭才可能步入正轨。

"如果没有你，爸妈早就离婚了"

我到现在都清楚地记得男孩东洙第一次来咨询时的情境。在与他见面之前，我看了他的资料：一个17岁的少年，殴打自己的父亲致其受伤住院一周。这种情况让我也难免有些紧张。然而他和我想象得不大一样：他小心翼翼地敲门走进来，尽管从体型来看俨然已经是个大人，但脸上还满是青涩稚嫩。他有些畏缩地坐在椅子上。

他小心翼翼地对我说："妈妈和姨妈都说，虽然我打我爸不对，但我爸罪有应得。"

听男孩这么说，我心中充满疑问：他的爸爸究竟做了什么，才会被儿子打到住院呢？

男孩抱怨道："爸爸总是不听妈妈的话。妈妈总让他不要喝酒、早点儿回家，但他从来不听，总是喝到半夜才醉醺醺地回家。"

我大概了解到，在他们家里，妈妈总是对爸爸发号施令，儿子总是监督爸爸有没有听妈妈的话，而爸爸甚至会被儿子殴打。这样的家庭关系让我感到非常困惑，对事情的来龙去脉很好奇。

通过谈话，我弄清了东洙为什么会打自己的爸爸。事发当天，他的爸爸和往常一样醉醺醺地回到家中。妈妈很生气，喋喋不休地训斥爸爸，爸爸借着酒劲儿，也扯着嗓子不服输地跟妈妈吵了起来。两人吵着吵着就动起了手，爸爸把妈妈推了一个趔趄。东洙看到妈妈被爸爸欺负，想要保护妈妈，所以对爸爸大打出手。

东洙的妈妈在婚姻中得不到丈夫的爱，看到丈夫每天酩酊大醉，对丈夫失望至极，所以经常会对儿子说这样的话：“唉，我的命真苦。都是因为你，我才不得不一直和你爸生活。要不是你，我早就和他离婚了。”

在这个案例中，儿子听着妈妈反复抱怨，感到非常愧疚，并且像妈妈一样，对爸爸感到非常失望与气愤。在这个家中，爸爸的确对妈妈不够好，是个不称职的丈夫；但是其实爸爸对儿子并不差，只是因为儿子一直从妈妈的立场来看爸爸，所以才会认为爸爸很坏。儿子过度卷入了夫妻冲突之中，殴打父亲是对愧疚感和愤怒引起的压力的一种发泄。而这样的愧疚感和愤怒对于一个17岁的少年来说无疑过于沉重了。

朱妍是家中最小的孩子，在她小的时候，妈妈每次与爸爸吵架后都会搂着她对她抱怨：“都是因为生了你，我和你爸才没办法离婚，不然我们早就分开了。”

从小到大，朱妍无数次听到妈妈的这句话。于是，朱妍自幼便将妈妈的不幸归咎于自己，认为是自己毁了妈妈的人生，想尽一切办法对妈妈做一些补偿。长大之后，她努力工作赚钱，直到认为自己有能力养活妈妈后，她拿着一大笔钱和起草好的离婚协议书去找妈妈。她原本以为妈妈会露出欣慰的笑容，谁知妈妈的反应却截然相反。

“你疯了吗？你这是在干什么？”妈妈没好气地说，“你居然希望我和你爸离婚！我们辛苦把你养大，你怎么能做出这种事来？”

妈妈的反应让朱妍惊呆了。她非常困惑，不能理解妈妈的想法。她一直都认为是自己导致妈妈一直被不幸的婚姻所束缚，所以想帮她离开不愉快的婚姻。但不知道为什么，妈妈又不想离婚了。

其实，朱妍的妈妈只不过是在对丈夫不满的时候需要一个发泄情绪的对象，而朱妍作为最小的女儿恰好是她的最佳人选。妈妈对小女儿大发牢骚之后，便能够调整好心情。这样的行为对妈妈来说无关紧要，但让女儿承担了难以承受的压力，让她一直生活在罪恶感中，需要长期接受心理咨询。

子女在家庭中也有可能扮演父亲或母亲配偶的角

色。当父母之间存在矛盾冲突时，他们中的一方可能会因为愤怒、抑郁、失望的情绪而转移自己的情感，把孩子放在配偶的位置上，以便让自己获得慰藉。这将对孩子造成极大的伤害。卷入父母间夫妻关系的孩子无法扮演孩子的角色，而只能作为家庭三角关系中的一个端点，一直处于焦虑不安和压抑的状态中。

在这样的三角关系中长大的孩子，极有可能厌倦家庭生活，想要尽快逃离家庭以摆脱关系冲突带来的负面情绪。很多人选择早婚或未成年就独自出国留学，就是因为在某种程度上无法忍受家庭关系的困扰。

爱家的丈夫为什么有外遇？

在欧洲的一项调查中，每五个女性中就有一个人报告自己有过婚外情，每两个男性中就有一个人报告自己有过婚外情。奥地利性研究协会联合主席格蒂·森格尔（Gerti Senger）说："如果找来十名已婚男性，那么其中一半人都有外遇，或者有过外遇。"

很多男人在婚后三四年内就会产生寻求"新刺激"的想法。我们这里所说的是一个具有相对普遍性的心理现象，并不包括那种看到一个漂亮女性就想与之发生关系的病态心理。事实上，许多已婚男性心里都潜藏着婚外情的需求。

与我们普遍的认知相反，婚外情并非那些忽视家庭、不务正业的男性的专利——许多事业心强又很顾家的男人内心其实非常孤单，因而渴望找一个“红颜知己”。如果把精力都放在扮演好职场和家庭中的角色上，而忽视了自己，内心就会越来越觉得孤独——很多韩国男性在步入社会后都是如此。持续性的亲密感缺失被压抑在意识底层，平时很难被注意到，一旦出现一个合适的潜在对象，这种感觉就会浮现出来。于是，婚外情就自然而然地发生了。

即便是一个非常老实本分的男人，也可能想要通过婚外情来获得新的力量以应对职场与家庭的消耗。他们会通过“出轨”的行为来摆脱固定的生活方式，以获得新鲜感和活力。

实际上，这样的男性并不想和妻子离婚——他不想失去妻子和孩子。因此，他回到家中后会因为愧疚感而更加努力地扮演爸爸和丈夫的角色——即便是直觉很敏锐的妻子也往往会被蒙在鼓里。

在现代社会中，性成瘾是一个典型的心理问题。很多人之所以耽溺于性爱，是因为缺乏亲密感。人们每天都被繁杂的人际关系和各种工作事务所束缚，拿着手机，时时被不安所笼罩，慌忙地东奔西走……在这种环境中，人与人之间的亲密感在不断降低。

与重要他人之间的亲密关系和高质量互动能够为生活赋予更多色彩和意义，也能增强我们的存在感。想要获得良好的亲密关系，就必须投入大量的时间与精力，这对于一些人来说，是一种奢求。因此，他们找到了一些低成本的“替代品”——对性的扭曲的欲望成了缓解焦虑和孤独感的“镇痛剂”。

妻子不过是家人罢了?

有一种说法是，恋人之间激情的有效期为两年半。有人甚至认为夫妻之间的激情持续超过十年还会让他们缩短寿命。其实，人们在“坠入爱河”时，身体、大脑都处于一种高度激活的状态。而婚后，随着时间的推移，丈夫对妻子“心动”的感觉会慢慢减弱——只是把妻子当作令自己舒服的家人；更有甚者，还会把妻子当成照顾自己的妈妈。我们常常听到很多妻子抱怨自己的丈夫“就像个孩子”，这多半是因为男性在夫妻关系中会无意识地重现儿时对母亲做过的依赖行为。

一个男人如果在童年时期与母亲的依恋关系过于紧密，那么他在婚后更倾向于将妻子视为另一个“妈妈”。这样的丈夫发生婚外情的可能性更高，他出轨后会对妻子抱有愧疚感和罪恶感，但那种感觉和他儿时背着妈妈与朋友出去胡作非为时的愧疚感非常相似。所以他在心怀愧疚的同时享受着惊心刺激的快感。等到妻子发现他的所作所为，提出离婚，他会惊慌失措，恐惧万分，因为他从没想过和妻子分离——小时候做错事后，母亲虽然会严厉训斥，但不会抛弃自己。从某种角度来看，男人也许就是一种简单到无法明确区分母亲和妻子的生物。

还有一些丈夫会把妻子视为妹妹或是姐姐。在这种“兄弟姐妹关系”中，夫妻能够明显感受到异性间的亲密感，但不需要性行为。这种男人觉得自己和妻子在日常生活模式和习惯方面非常合拍，是天生的一对，但他无法在与妻子的性生活中得到满足。问题实际上并不在于妻子，而在于男人潜意识中将妻子排除在性伴侣之外。对于他来说，妻子是一个不离不弃的家人，但不是一个能够满足性需求的人。

这种男性多半在婚前已有比较丰富的性经验——在性懵懂的单身时期，出于好奇心而尝试了性行为带来的刺激和快感，直至婚后还念念不忘。对这些人而言，妻子是一个提供稳定感的固定的家人，但无法给他带来性生活中的刺激和满足。

不管是出于何种理由，背着妻子有外遇的丈夫不懂得珍惜自己拥有的宝物。即便是很短暂的婚外情，也会给婚姻和家庭带来巨大的冲击，留下后遗症。

很多出轨的男性抱有侥幸心理：如果事情没有被妻子发现，而第三者也爽快地同意分手，那么自己是不是可以重回原来的生活，仿佛什么都没有发生过呢？如果出轨能成为一个完美犯罪事件，那么是否可以偶尔享受一次呢？

弗洛伊德的精神分析理论探讨了工作与爱情。为了享受激情、刺激和快感而产生的出轨行为最初或许能够让人暂时脱离单调乏味的日常生活，并给人带来新的动力与欲望。但屡次发生出轨行为后，个体内心的焦虑感会不断加剧，从而阻碍爱情和工作的成功——因为对抗焦虑情绪会消耗很多精力。世界上没有免费的午餐，婚外情一定会让人付出沉重的代价。

婚外情留下的伤口

“好想你！”

“我第一次这么爱一个人！”

妻子无意间看到了丈夫手机中的短信——对方应该是个女性——字里行间流露着浓情蜜意。妻子的心仿佛被重重一击，她一下子就意识到丈夫背着她在搞婚外情。事情曝光后，丈夫承认了错误并且很干脆地和第三者分手了。然而这对夫妻之间的问题却越来越严重——他们开始频繁地发生矛盾，总是争吵。从丈夫婚外情和背叛带来的创伤中复原是妻子面临的重大课题。

妻子想要修复夫妻关系，于是要求丈夫真诚地认错，并且发誓不会再发生类似的情况。然而丈夫竟然觉得有些委屈了：“我是有过外遇，但我并没有抛弃家庭。我身边好多人都为了第三者抛妻弃子，建立了新家庭，我比他们好多了。”

妻子发现丈夫并不认为自己的错误很严重，还理直气壮地狡辩，因此又绝望又憎恶。她对丈夫说：“你根本就是不思悔改，你就是这种人，永远改不了。”

丈夫听到妻子的话，愈发认为妻子就是对自己有成见，无法原谅自己，所以无论自己怎么解释，她都只会埋怨指责。于是他也做出反击：“是啊，我本来就是这种人。你怎么不看清楚就跟我结婚呀？”

妻子原本决心挽回丈夫的心，改善夫妻关系，丈夫也有此意，但是两人最终陷入了更深的绝望、愤怒与伤痛。

很少有哪个丈夫是从一开始就想背叛、伤害妻子和孩子的。“外遇”通常都始于试图短暂摆脱乏味日常生活的小小的“越轨之举”。例如，一个已婚男性和未婚的女性友人起初只是很谈得来的朋友。他们越聊越投机，逐渐产生亲密感，一时冲动，发生了性行为。尝到甜头后，两人协议在不伤害任何人的前提下交往。那一次的出轨所带来的新鲜感和满足感是男人在婚姻生活中无法体验的，于是他老是想着“再来一次就收手”。男人和第三者之间的亲昵和甜言蜜语，唤起了从前恋爱时那种令人窒息的兴奋感，使男人背离了最初的想法，维持着“地下情”。通常，男人为了瞒住妻子会耗费大量的心思和精力，而且会过度紧张，承受巨大的压力。这种隐秘的关系存在的时间越久，他越会感到身心俱疲，最后产生厌倦之情，选择回归家庭。

一旦出现第三者，婚姻就会亮起红灯。大部分夫妻想要解决问题，挽救婚姻——不管是背叛伴侣的一方，还是受到伤害的一方。然而，如果双方只是下定决心重归于好，但是对“出轨”这件伤害性事件避而不谈，装作什么都没有发生，那么夫妻间的问题是得不到解决的。“大度地原谅”有时反而会加剧夫妻之间的冲突。因为如果受到伤害的一方持续地承受创伤，那么造成伤害的一方也可能在负罪感的压力下生出对抗心理，甚至会认为出轨并不是自己的错，而是因为配偶无法满足自己的需求。

案例中的妻子应该坦诚地让丈夫知道自己的心理创伤——因为他的出轨，自己受到了很大伤害；同时，她应该给丈夫一些冷静思考的时间和空间。一般而言，如果婚外情持续了十年，那么治愈的时间同样需要十年。无法走出丈夫出轨阴影的妻子内心压抑着的情绪随时都可能爆发——即使丈夫只是走路时看了一眼漂亮的女人，也有可能触发妻子的创伤。于是，这个家里就有一个一味指责丈夫不忠的妻子和一个因此感到委屈、烦躁的丈夫。这对夫妻无论怎么努力，都于事无补。如果丈夫真的想挽回夫妻关系，他就必须了解并接受一个事实——妻子的过激反应是一种自然的现象，是她创伤发作的痛楚所导致的。

婚外情会给配偶造成创伤，令其感受到无法承受的背叛感——曾经最重要、最依赖的那个人已经无法再被信任——继而开始自我否定，认为一切都是自己的错，甚至可能会将不信任感泛化，悲观地看待一切，让自己陷入孤立的境地。

能够成功走出婚外情阴影的人有一些共同点，例如在任何情况下都不会失去自尊和自我认同，不企图遗忘创伤经历，而是努力将其作为人生的一部分来接受。只有摆脱不切实际的担忧和悲观想法，努力接受他人的关怀与支持，受伤的配偶才能成功走出阴霾，解除婚姻危机。

家庭心理自助：看见家庭的全貌

家庭系统观认为，造成心理问题的原因不仅在于个人，还在于个人身处的环境。这种系统观采用了一种涉及各个因素的综合性视角。

我们在考虑家庭问题时，需要将视角从个人扩展到整个家庭。与其将家庭问题与冲突归咎于某一个家庭成员，不如将家庭环境视为一切问题的本源。

系统观

2002年夏天，我从欧洲回到了韩国。因为环境的变化，我原本的干眼症变得非常严重，不得不去诊所看眼科。那时正值出血性结膜炎高发期，待诊区挤满了眼病患者。我在就诊时因为担心被别人传染，所以小心翼翼地对分诊台的护士说：“我得的是干眼症，不是出血性结膜炎，麻烦您用跟他们不同的机器帮我检查吧。”

我的请求可能惹到了护士，她冷冰冰地说：“大叔，你把我们诊所当成什么了？要看病就坐下，不想看病就请便！”

由于习惯了德国医院里医生护士的亲切口气，我当时觉得很难受，很尴尬——德国的医院普遍很友好，医护人员态度和善，能够站在患者的立场上提供帮助。对于那些无法说出流利德语的外国人，他们也能够耐心倾听，并且满怀诚意地提供治疗。

我努力压抑自己的怒气坐了下来，并告诉自己：“这位护士大概经历过许多创伤吧，她需要心理咨询。”因为患者众多，过了两个多小时才轮到我看病。在等候的这段时间里，我注意到候诊室的护士实在太忙碌了。候诊室里非常嘈杂，人们都在大声地讲话，很多人还我行我素地到处走动。因为这种结膜炎传染性很强，所以护士一直在维持秩序，却没有人听。如果长时间在这样的环境中工作，一个人很容易失去耐性，变得神经质。

想到这里，我突然暗自对刚才那个护士感到抱歉——工作态度不佳一方面是因为性格问题，但另一方面是因为工作环境问题。在心理学上，从内部视角和外部视角综合考虑问题就叫“系统观”。

家庭问题不是一个人的问题

系统观认为，家庭是一个系统，其中的家庭成员会相互影响。每个人都不能完全独立地存在，而是作为社会的一分子，需要与他人保持互动。也就是说，每个人都无法脱离社会环境而生存，都是社会环境的一部分。而家庭是最基本的社会单位。

一天晚上，金先生下班回家的脚步格外沉重，因为他在公司受到了主管的严厉批评。平时他一到家门口就会大声地喊，“老婆，我回来了”，但是那天他不声不响地自己开门进了房间，表情冰冷阴沉。金太太看到丈夫的样子马上感到很不安，知道他一定遇到了什么事。吃晚饭时，金太太说了很多轻松的话题想要活跃气氛，但金先生只是神色凝重地低头吃饭，什么都不说。吃完饭后，金太太忍不住发火了：“老公，你到底怎么了？发生了什么事？为什么不说话？”

金先生被妻子这样质问，心中憋着的怒气一下子就升了起来：“能有什么事？你发什么神经？吃饭的时不说话怎么了？我不能安静地吃个饭吗？”

金太太面对丈夫的指责更是来气，于是跟他展开了唇枪舌剑。两人吵了一阵子才气鼓鼓地停止战斗。他们的大儿子察觉到空气中的火药味，躲进了自己的房间；但小儿子还是浑然不觉地在客厅里看电视。金太太吵完架，看到小儿子就觉得非常碍眼，大声问他：“作业都做完了吗？”

小儿子也没好气地回答：“看完这一集就去做。”

金太太听他这么说，变得更神经质了：“作业都不做，就知道看电视！你为什么总是这样？”

小儿子无端被父母的冲突所牵连，生气地回到了自己的房中。他看到家中的小狗波比跟过来，便狠狠踢了它一脚，大吼道：“走开！”

在这个案例中，虽然受到外部刺激的人是金先生，但整个家庭都受到了影响，他的妻子、儿子，就连小狗都被殃及了。家庭系统是一个有机体，家庭成员之间会不断互相作用。因此，当家庭出现危机与冲突时，问题往往不是出在某个人身上，而是出在每个人身上。而因为家庭问题向咨询师寻求帮助的来访者往往有一个特点，就是把家庭问题归咎于某一个成员。

例如，一个家庭中的孩子说："问题都出在爸爸身上，只要他肯改变就行了。"实际上，当咨询持续一段时间之后，我们就能了解到，在这个家中还有一个总是附和爸爸、激化矛盾的成员。

如何化解家庭危机？

试想婴儿的床头有一个音乐挂铃，上面挂满了各种小玩具。如果你用手去碰其中一个小玩具——虽然只碰到了一个零件，但整个挂铃都会一起跟着晃动。

有时，家庭就像一个音乐挂铃，家庭成员就像挂铃上的玩具，会持续地相互影响——一个发生变化，就会引起一系列变化。因此，家庭的问题与冲突不仅是某个人的错误造成的，也是整个家庭系统的故障导致的。

小学时一直是个好学生的英勋，上初中后突然变得不爱学习了，成绩一落千丈。更糟糕的是，他和一些坏孩子为伍，到处做坏事。英勋的父母无法理解孩子为什么会突然变成这样，于是带他来做咨询。

孩子的父母在想法上很一致，他们都很为孩子担忧。我让他们两位暂时到咨询室外等候，而我和英勋面对面地聊了一会儿。于是，潜藏在平静表面下的问题慢慢浮出水面——英勋的行为出现偏差是在父母面临婚姻危机时。当时，他的母亲因为和丈夫争吵不断而感到伤心、气愤，将离婚协议书放在梳妆台上，希望能够震慑丈夫。可是这个协议书却被偶然走进父母房间的英勋看到了。想到“爸爸妈妈的关系竟然已经差到这种地步了”，英勋受到了极大的打击。

从那天起，英勋就开始厌学并出现了行为偏差。令人惊讶的是，在英勋变成问题儿童后，他的父母竟然不再争吵，而开始一起讨论孩子的问题——这对夫妻为了孩子密切交流，往返于学校和咨询室间，迎来了久违的和平，而他们的婚姻危机也自然被放在了一边。因此，他的父母对我说：“我们家本来都挺好的，只有儿子是个问题，真不知道原本那么好的孩子为什么会变成现在这样。”

改变英勋的前提是全面地了解他的内心，而不能只看到他身上的问题。只是对他说，“你怎么能这样？”“你应该好好学习”这类告诫的话是没有用的，因为年幼的孩子的“心病”在于父母的婚姻问题。他的一系列变化都源自内心的焦虑和不安，如果我们不能认清这一点，就没办法帮助他改变。英勋看到父母打算离婚后的第一反应是自责，他自动把自己当成了导致他们关系破裂的罪魁祸首，甚至给自己贴上了“没用”“愚蠢”“讨厌”等标签，并刻意做出符合这些标签的行为。因此，与其一味指责孩子，想纠正孩子，不如根据系统观去寻找问题的根源，了解孩子为什么会性情大变。

想要改变英勋，首先要改变他父母之间的夫妻关系，其次要改变父母对英勋的看法，让他们了解“被视为问题儿童的孩子，其实是家庭的替罪羊”。随着父母对英勋了解的深入，他们越来越理解和认同孩子；同时夫妻关系在不断改善，两人减少了冲突。在父母的努力下，英勋也渐渐恢复了原本的样子，整个家庭系统进入了良性运转模式。

改变家庭机制，变化随之而来

2002年的韩日世界杯上，韩国队打进了四强。当时我在德国读书，德国的媒体也对韩国队的骁勇善战表示赞许，他们认为韩国队的成绩应该归功于当时的主帅希丁克的指导——他改变了韩国足球队根深蒂固的体系和运作机制。希丁克执教后不再依赖球队中部分明星主力队员，也解决了“前辈文化”“推崇学历”所造成的问题，打造了一支真正有实力的球队。

希丁克选拔的主力球员之一朴智星毕业于普通大学，既没有光鲜的学历背景，也没有出色的比赛经历。如果依据过去球队的传统，他是没有机会代表国家出战的——希丁克打破了韩国足球队长久以来的惯例。韩国队之所以能在世界杯上打进四强，要得益于这支队伍系统上的改变。

这个方法同样适用于家庭。想要让家庭发生改变，就不要把问题推给某一个成员，而应该努力改变家庭环境和家庭机制。改善家庭机制的关键在于改变家人之间维持已久的负面行为模式与沟通模式。

第三部分 改善家庭关系的七种心理训练

家庭生活就像一座冰山，

大部分人只意识到了正在发生的事情的十分之一，

他们能够看到和听到的那十分之一。

就像船员的命运依赖于知道冰山的大部分在水下，

家庭的命运依赖于理解日常生活事件下隐藏的感受和需要。

——维吉尼亚·萨提亚

训练一：停止自我苛责，好好爱自己

让孩子保有幻想

我至今仍忘不了小学一年级时收到的圣诞礼物——一把玩具手枪。它摸起来冰冷光滑，拿在手里沉甸甸的，很有分量，很有真实感。我觉得自己好像成了警匪片的主角。我兴奋地拿着礼物跑到外面向朋友们炫耀，说昨晚圣诞老人送了我一个超级棒的礼物。朋友们围在我身边都是一脸羡慕，正在我得意的时候，有个孩子却给我泼了一盆冷水：“那不是圣诞老人送你的，是你爸爸买的。”

我生气地朝着这个讨人厌的家伙大声说：“你瞎说，是因为我表现好，圣诞老人才会给我礼物。

你每天捣蛋，所以圣诞老人什么都没有给你。”

我顿时感到心里很不是滋味，收到礼物时的兴奋感一下子烟消云散。我开始怀疑：“这个玩具手枪真是圣诞老人送我的吗？他怎么知道我想要这个礼物呢？”

二十多年后的圣诞前夜，我在家中偷偷给儿子准备圣诞礼物，回忆起了童年往事。我忽然有些担心，我小时候就有很多孩子不相信圣诞老人的存在，在如今这个信息化时代，我儿子真的相信圣诞老人会顺着烟囱爬到家中送礼物吗？不过我的担心是多余的——儿子一早发现礼物就兴奋地欢呼起来，跑出来告诉我，圣诞老人来过了。看到儿子单纯的样子，我感到很欣慰。

父母应当悉心呵护孩子的梦想和幻想。我曾在电视上看到过一个采访，其中有个孤儿冷漠地说自己不相信圣诞老人的存在，这是因为“我从来都没有收到过圣诞老人的礼物”。

那些说世界上没有圣诞老人的孩子过早地被环境抹去了梦想和幻想。实际上，由童话、梦想与幻想构建的内部世界能够保护孩子脆弱的自我。当孩子面对现实中的压力事件而难以承受时，他们可以借助童话和幻想的世界来保护自己。

用自爱战胜伤痛

健康的自恋（narcissism），或者说自爱（eigenliebe）对每个人来说都是必要的。自爱是一种认为“我是个不错的人”的状态，它主要是在孩子的婴幼儿时期通过其父母（尤其是母亲）的帮助来形成的。心理学家认为，孩子3岁之前最依赖的人是母亲。如果一个孩子在婴幼儿时期无法和母亲形成亲密的依恋关系，那么他在心理上很可能会产生一些无法弥补的缺陷。

处于婴儿期的孩子尚不具备自我意识，他们很难分清自己和他人——照镜子时都无法识别出镜子中的人是自己。而母亲就是让婴儿知道自己是谁的那个人——孩子可以借助母亲这面“镜子”看见自己。因此，婴儿在凝视母亲的脸庞时，看到的不是母亲，而是自己。换句话说，母亲的表情让孩子有了自我认同。小孩子会模仿母亲——她笑的时候就跟着笑，她郁郁寡欢时也露出不开心的表情。这个阶段的孩童会依据母亲的行为和态度来认识自己——母亲的关心和呵护会让孩子产生安全感；母亲对孩子的要求做出回应会让他知道自己是重要的；母亲的冷漠疏离则会让孩子认为自己毫无价值。

0～4岁是孩子最脆弱、最容易受到伤害的一个年龄段，父母在这个时期必须给予他无条件的爱与关怀，这样才能帮助他发展出健康的自恋和自爱。如果一个孩子从父母那里得到了充足的关心与呵护，那么他能够很自然地产生自爱以及自足感，并且充满梦想与幻想。这往往会表现在孩子的想象游戏中。尽管父母可能会觉得孩子不着边际的幻想有些可笑，但这个游戏的过程非常重要，而幻想和梦想也会成为支撑孩子战胜恐惧与绝望的力量。

1995年，五层高的三丰百货公司在营业高峰期轰然倒塌——短短20秒，就有一千多人被压在了几万吨的瓦砾之下。事故导致五百多人死亡，由于搜救难度大，整个搜救过程持续了近17天。最后一名获救者是19岁的朴松贤，她当时已经在废墟下被掩埋了三百多个小时——连搜救人员都不抱希望了。

朴松贤在被困的那段时间里根本无法移动身

体，她靠着雨水奇迹般地活了下来。记者询问朴松贤是如何熬过来的。她回答，是童年的幸福回忆和对未来的幻想让自己撑了下来。尽管她一直承受着饥饿、疼痛和恐惧，但是与家人一起幸福生活的画面一直在激励她，让她没有放弃希望。

小时候从父母那里得到的温暖、关爱以及家庭生活的快乐时光为我们提供了对抗恐惧、压力的重要力量，这也是自爱形成的基础。

自爱与自尊

在年幼时被父母拒绝、没有得到过足够关爱的孩子很难形成健康的自爱，在面对世界时，也很容易受挫、受伤，并且为了避免再度受伤，经常会表现得畏畏缩缩。

没有从父母那里获得充分的爱会导致一个人无法形成健康的自爱，并且缺乏关爱他人的能力，渴望他人的爱与关心。有些人为了填补自己自幼缺乏的关爱，还会产生控制他人或压迫他人的倾向。缺乏自爱的人通常具有较低的自信和自尊水平，也因此会产生强烈的权力欲——自己的权力稍微遭到质疑或挑战就会发火并且产生攻击性。这一切都是为了形成一种“我是个不错的人”的自我认同而做的努力。但是无论他们如何尝试，都很难靠自己的努力来填补内心的空缺。

对于很多热衷于减肥的女性而言，问题往往源于不够自爱。

有一位女大学生总在暴饮暴食后因为担心体重增加而自责不已。她总是将自己与那些体型纤细的同学进行比较，于是越来越觉得自己太差劲，开始拼命减肥。可是内心的压力导致她忍不住要暴饮暴食，继而加重内心的自责和自卑，形成一种恶性循环。事实上，让她备受折磨的不是肥胖的体型，而是她的不自爱。

健康的自爱与稳定的自尊紧密相关。自尊是一个人对自我的评价，它影响着我们所做的各种决定。阿德勒曾说：“自我评价低的人，会不断地和他人比较，也因此愈发觉得自己差。”家庭治疗师萨提亚也指出，家庭问题源自夫妻的低自尊感。较低的自尊水平会给夫妻二人带来沟通上的困难，引发冲突，并进一步让彼此的自尊受到损害。

研究者发现，夫妻吵架后会产生十几种情绪，最常见的是愤怒、抱怨、懊悔等，而最后出现的往往是挫败感和自我贬低。自我贬低通常会让人陷入“果然又是这样，我能怎么办呢？像我这种人……”的思考模式，从而严重削弱个体自尊。这也会导致家庭陷入悲剧般的恶性循环。

赶走内心的指责者

健康的自爱与自尊离不开父母的关爱。父母必须成为孩子正向的镜子。孩子会根据父母看待自己的眼光形成自我价值感。唐纳德·温尼科特（Donald Winnicott）指出，想让孩子形成健康的自爱，父母就需要拥抱孩子，适当地满足孩子的需求。好的父母需要尽全力扮演好自己的“父母角色”——有时会犯错但愿意改正的父母比完美无缺的父母更好。

缺少自爱或自尊并非天生的，而是在儿时习得的。萨提亚指出，低自尊儿童的家庭以“负面思考”为特征。如果想形成健康的自尊，我们就必须去发现住在内心的那个总是打击自己的指责者。

我们心中的指责者总会在我们开始做一件事情时就对我们说：“你办不到！”“你就算做了也不会成功！”这个指责者会提醒我们自身的不足，让我们有过度的负面思考，进而产生无力感和自卑感。

如果想要摆脱这个指责者，我们就必须好好检视内在的自己。当这个指责者口出恶言时，我们要从心里朝他大喊“闭嘴！”，并且仔细倾听自己内心真正的声音。一旦我们能够将指责者的声音和自己内心发出的声音区分开来，那个指责者便会逐渐消失，而我们就会拥有越来越多的自爱和自尊。

训练二：离开父母，获得自主性

适时让孩子独立

德国人非常厌恶大蒜的气味，可是我作为一个传统的韩国人几乎是离开大蒜就吃不下饭的，因此我在德国留学时不得不处处留意，开会之前绝不吃大蒜。这就是典型的文化差异。类似的差异也存在于婚姻生活中——来自夫妻各自家庭的文化差异。

德国人和韩国人的家庭观截然不同，对德国人来说，爱情是婚姻的基础，夫妻之间如果不再相爱，那么他们的婚姻就走到了尽头。而在韩国，即便丈夫对妻子说“我不爱你了”，两人也不会离婚。在传统的韩国家庭中，夫妻与孩子们的关系比夫妻之间的关系更重要——养育子女始终是家庭生活的重心。

在韩国家庭中，孩子从出生起就会和父母睡在一起，这种情况通常会持续到他上小学。而在德国，孩子出生后大约只有10天时间是和父母一起睡的，之后便独自睡在婴儿房里。德国夫妇无论多么疼爱孩子，都不会牺牲夫妻关系而把子女放在首位。人们对德国人的评价是冷静客观，这也离不开他们自幼培养独立性的教育方式。德国父母会给孩子一个小熊玩偶陪伴他入睡，因此对于德国孩子来说，小熊玩偶不是玩具而是陪伴他们度过漫长夜晚的珍贵朋友。他们在长大成家后，仍会珍藏儿时的那个玩偶，有时还会拿着它回忆往事。

德国孩子从小就能够区分父母和自己的空间，进入父母的卧室时一定会先敲门；而韩国孩子可以随意进入父母的卧室，不用敲门。基于这种文化差异，韩国人想离开父母成为独立个体所花的时间要比德国人长很多。20多岁的韩国青年，在入伍时还会因为母亲的一番话而眼泪汪汪，这种情况在德国很难见到。卡尔·荣格（Karl Jung）认为，东方的养育方式属于内向型，西方则属于外向型。

德国和韩国的养育方式各有利弊。德国人过早地培养孩子的独立性与自主性，虽然能够很快解决孩子的“分离与独立”问题，但是过早独立的子女与父母的联结可能比较弱。反观韩国，年轻人在成年后虽然很难彻底离开父母变得独立，但是他们和父母之间的情感联结非常强。

无论如何，“长大成人”意味着已经领悟到“我独立于世”以及“即便是父母，也只是他人”。只有如此，一个人才会真正地对自己负责，才更有可能拥有美满的婚姻与和睦的家庭。

做好独立期的过渡

独立期是指从成年子女搬离自己父母家到建立新的家庭之间的一段时间。独立期的任务是脱离父母，获得自主性，并为建立属于自己的新家庭做准备。成功获得独立性和自主性的人，更容易在社交上获得成功，能够建立起提供亲密感的关系并从关系中获得稳定的情感。这样的人更可能拥有稳定的婚姻。反之，一个人如果在独立期中没能获得良好的独立性和自主性，那么其婚姻失败的可能性更高。

子女成年后都希望父母将自己视为独立的大人。支持子女独立的父母能够尊重并接纳子女的决定与选择。但是，有不少父母仍把子女当作长不大的孩子，不能充分信任他们。不被信任的子女为了摆脱父母的控制就会进行抗争，于是家庭内部会产生激烈的冲突，家庭关系也会变得充满张力。父母或子女都会站在各自的立场上并感到焦虑不安。无法顺利度过独立期的子女，往往会对未来失去信心，错失重要的机会，甚至会自暴自弃，自然也很难拥有健康的婚姻关系。

向自己的人生迈出第一步

很多人都无法理解父母为什么要妨碍子女独立。其实父母不是有意这样做的，他们会一厢情愿地为子女设定好一个框架，于是就会在无形中阻碍子女成长。

无法让子女独立的父母经常会说："没有爸妈在身边，你就什么事都做不了！""你还不了解这个世界有多复杂。"

子女虽然非常讨厌听到这样的话，但听得多了就会不自觉地用父母的视角来看待自己，这是一种"内摄"。子女如果习惯于用父母的模式消极地看待自己，那么他们就会变得意志消沉，践行自己身上"无能"

的标签。这反过来会让父母愈发坚信孩子“什么都不行”，进而加强干涉与控制——一旦子女不愿意服从，提出自己的想法，父母就会不断指责和唠叨。

那么当子女成年后，他们怎样才能斩断来自父母的束缚，真正做到独立自主呢？父母在子女走向独立的道路上能够提供必要的帮助，但有时也会造成阻碍。处于独立期的子女如果遇到父母的阻挠，则需要学会用客观的眼光来检视家庭背景，特别是父母的成长经历。在很多时候，经历过艰难的独立过程的人会无意识地以让子女重复自己的经历。

客观地了解家庭历史，能缓解子女对干涉和控制自己的父母的愤怒与埋怨。随着进一步认清现实和接受现实，子女的挫折感也会大大降低——他们会寻求新的出路，向着真正的独立迈出第一步。

训练三：发挥沟通的力量

缺失的沟通

在一个居民区曾发生过一个惨痛的事件：某天晚上，一个妈妈下班回家后看到上小学的儿子又在玩游戏，便狠狠责备了他一顿。第二天早晨，妈妈起床后发现儿子不见了，找遍房间的每个角落依然没有找到。她突然有一个不安的念头，探身朝窗外一看，发现儿子躺在楼下早已气绝身亡了。

从此以后，这个小区的父母们便有了一个不成文的规定——尽量不对孩子发脾气，就算责骂孩子，也会避开晚间，选在白天。责骂之后，父母还会在孩子睡前安抚他："你现在还好吧？心情好些了吗？”

生活中类似的悲剧总在上演。我常常思考父母与子女间的沟通问题。我曾接触过一位致力于为儿童与青少年争取权益的姜律师，他在讲座中说过，他做检察官时曾经负责调查一名犯下大罪的15岁少年。面对这样一个年纪轻轻却劣迹斑斑的孩子，他有些好奇，卸下检察官惯用的严厉面孔，像个邻家大叔一样，询问少年的家庭和日常生活，而少年也老老实实地回答了。他们聊了很久，少年突然伤心地哭了起来。他问少年为何哭泣，少年哽咽地回答："检察官叔叔，从小到大，您是第一个愿意听我说话的人。"这位少年父母双全，有几个兄弟，还有好几个一起惹是生非的"朋友"，但是竟然没有一个人愿意倾听他的心声。让这个孩子走上歧途的罪魁祸首，或许正是缺少沟通的家人。

对话带来的小奇迹

有研究表明，一个人在与他人沟通时，尤其是在与对方进行眼神交流时，其大脑最能感受到喜悦——大脑变得活跃，并释放出"多巴胺"，一种能够让人感到快乐的化学递质。而沟通一旦受阻，或者进行得不顺畅，个体就会体会到不愉快的感觉。特别是家庭内部的沟通障碍，甚至会引发心理疾病。

我的妻子是一个游戏咨询师，常年负责儿童咨询项目。她曾为患有遗尿症的女孩敏静及其母亲做咨询。

二年级的小学女生敏静无法自己控制排尿，因此必须整天都穿着尿布。同学们说她身上有尿骚味，总是躲着她，因此敏静一直形单影只。而妈妈总是责骂她，这也使她成天闷闷不乐，总是缩着身子。社工推荐敏静的妈妈带孩子来做游戏咨询。敏静的妈妈独自带着女儿艰苦维生，敏静曾经偷过其他同学的钱，用来买了文具和玩具。妈妈为此狠狠地责骂了敏静。

敏静的妈妈是未婚怀孕生下的这个女儿。她在咨询中告诉我妻子，敏静偷东西的事情对她打击很大。她被男人欺骗才会生下孩子，是这个孩子毁掉了自己的人生。

妻子等敏静的妈妈冷静下来后又问她，是不是真心认为这个漂亮的孩子毁了她的人生。敏静的妈妈又否认了：“怎么可能呢？正是因为有了敏静，我才能活下来。如果不是这个孩子的话，我早就不想活了。”

妻子问：“可是你对敏静说过这些话吗？”敏静的妈妈说：“没有，好像一次也没有说过。”妻子说：“那请你把刚才说的话对敏静讲一遍吧。”

妻子让在咨询室外等待的敏静进来。敏静的妈妈望着孩子说：“妈妈很爱你，无法想象离开你该怎么活下去。我以前对你说那么重的话也是因为爱你，希望你能够变得很优秀。对不起，妈妈之前话说得太重了。”

然后妈妈紧紧地搂着敏静，哭了起来。

一个周后，敏静又和妈妈一起来做咨询，母女二人比上次开朗了很多；更令人吃惊的是，敏静长期以来的遗尿症也消失了。

沟通可能会为家庭带来惊人的奇迹，真诚的对话能疗愈受伤的心。如此一来，很多看似困难的家庭问题也能够迎刃而解了。

父亲的眼泪

我在年少时和父亲的关系不太好。父亲为了我们的家庭倾尽全力，他作为一家之主，总是不苟言笑，非常严厉。记忆中，从小到大，父亲都没有对我表达过关爱。我一直认为父亲只疼爱妹妹，因为那时的我是个忧郁孤僻的孩子，而妹妹活泼开朗，又会撒娇，身边有很多朋友。小时候，妹妹每天早上都会去父母的房间里，而父亲总会从前一天穿的西装口袋里翻出一些零花钱给她。不过早上去父母的房间是妹妹的特权，如果换成我那样做，肯定会被狠狠骂一顿。

我就像是家中一个可有可无的影子，孤独而艰辛地度过了青春期。到了大学二年级结束时，我收到了入伍通知。我理了一个平头，略带不安地和大家一起坐上了开往军营的火车。我的座位刚好靠窗，能看到前来送行的家人。火车缓缓行驶，我看到母亲和妹妹脸上的表情非常轻松愉快。（我退伍后听母亲和妹妹说，我入伍的那段时间对她们来说是一段黄金期。也就是说，阴郁寡言的我确实是家中让人反感的人物。）接着，我看见后面远远站着的父亲，他的样子带给我很大的冲击——他已经泪流满面了，甚至哭得有些不能自已，双肩都在不停地颤抖。

我被父亲的模样惊呆了，我从没想过父亲会因为我的离开而哭泣。那是我第一次知道，尽管父亲从未表露过对我的情感，但他其实很爱我。父亲是一个很坚强的人，除了那次，我从没见他流过泪。作为一个典型的韩国父亲，他不会对子女——尤其是儿子——表达自己的情感。

父亲对我这个长子寄予了厚望，希望把我培养成强大的人，但他不知道我有多渴望父爱，多希望父亲能对自己说一句温暖的话。

我在年少时所经历的伤痛并不是因为缺少爱——实际上父亲对我的爱从未缺失。但因为父亲不愿意表达，所以我在很长的时间里都不知道父亲爱我的事实。我所经历的伤痛就是缺乏沟通造成的。

我想告诉大家的是，爱很难只靠心灵与心灵的感应来传达——还需要通过对话与拥抱来传达。

在家庭中，如果想解决沟通问题，首先要做的就是倾听。沟通的出发点不是表达自己的想法，而是倾听对方的想法——特别是对父母来说。很多父母习惯于把孩子的话当成耳旁风。请父母们回想一下：在孩子说话时，你们是否停下了手边的事，注视着他们的眼睛呢？你们有没有认为那些话毫无用处，而置之不理呢？你们是否总试图表达自己的意见或想法呢？你们是否曾以“为了你好”的名义而教训孩子，对孩子大呼小叫，忽视孩子的感受呢？

为人父母者必须牢记：比起只会教训孩子的父母，孩子更需要的是懂得倾听与反省的父母。

我们接下来要做的就是诚实面对自己的情感——这是真诚沟通的基础，不要扭曲自己的感受，而要将它原原本本地呈现出来，把让自己感到喜悦、气愤、羞愧、无助或痛苦的事情如实表达出来，不要掺入其他负面情感。就像前一个案例中敏静的妈妈那样，将自己的心声一五一十地传达给孩子，这才是真正的沟通。

如果在我年少时，父亲曾拍拍我的肩膀对我说“儿子啊，你是不是觉得很辛苦？爸爸相信你，也很爱你”，那么我的人生会不会截然不同呢？至少应该比现在好吧。

训练四：说出真实的想法

双重束缚

从乡下来到城里儿子家中暂住的母亲，一脸笑容地抱着孙子问道："你是不是不想让奶奶继续住在你们家呀？你希望奶奶快点儿走吧？"其实她期待的回答是，"不会呀，我喜欢奶奶住在这里，奶奶不要走，跟我们一起住吧"。但年幼的孙子无法确定奶奶的真实想法，因为奶奶笑盈盈的表情似乎说明她想听到孙子挽留自己——非语言沟通（表情）层面要求的是正面回应，而语言沟通层面要求的是负面回应。这种情况在生活中并不少见，经常会让沟通对象产生混乱的感觉。

在一个父亲早逝的家庭中，一直以来只有母女二人相依为命。女儿下班回到家中后，妈妈对她说："孩子啊，我来准备晚餐，你休息一下。"

女儿说："妈，我不累，我来准备吧。"

母亲说："你上了一天班，很辛苦，还是去看电视，放松一下吧。"

经过一番对话，最后她们说定由母亲负责做晚餐。女儿则看起了电视。过了一会儿，母亲就把饭菜端上了餐桌。可是两人吃完饭后，母亲似乎是在自言自语，小声地发起了牢骚："哎，我真是命苦，一把年纪了，还要做这么多家务。什么时候才能有个头呀？哎，我真没福气！"

母亲的抱怨让女儿既心疼，又委屈。

在这个案例中，母亲无心的抱怨伤了女儿的心。母亲看到女儿很晚才下班，很是心疼，所以坚持要做晚餐给女儿吃。但是她因为上了年纪，所以做完饭后觉得很累，肩膀、腿都很痛。她想到女儿已过适婚年龄，自己不知道还要照顾她多久，便不自觉地唉声叹气起来。而女儿本来是因为妈妈坚持要准备饭菜才去看电视的，所以听到妈妈的话会觉得很委屈。存在于这对母女之间的对某个对象同时流露出爱与恨、独立与依赖、尊敬与轻蔑等矛盾情感的沟通方式，被称为两难境地或双重束缚（double bind）。

表露矛盾情感

家庭咨询治疗先驱格雷戈里·贝特森（Gregory Bateson）为沟通理论做出了巨大贡献。他基于研究发现，家庭中混乱的沟通方式是引发精神分裂症的原因之一。在一段对话中，信息输出方传达给信息接收方的信息原本应该具有意义的唯一性，但如果同时输出两个信息，而且意义是相反的，那么就会导致信息接收方陷入混乱，甚至出现心理问题。

举例来说，妈妈对年幼的儿子说："你别在意妈妈说的那些不可以做的事情！"这样的话就会让孩子陷入混乱。对于小孩子来说，父母告诉他不要做什么事情就意味着这些事情是被禁止的。儿子经过学习，好不容易才从妈妈的语气与奖惩中建立了这种规则意识，但妈妈现在又说"别在意"。于是，他会感到困惑，无法理解妈妈的意思究竟是什么。这样一来，儿子就越来越难准确地从与妈妈的沟通中掌握信息的含义，进而越来越在意妈妈的脸色，生活在猜测与不安中。这种情况屡次发生后，儿子会谨小慎微地揣测妈妈的意图，终日惶恐不安。处于这种不稳定情绪状态下的儿子一旦在外遭遇巨大的压力，就很容崩溃，走上一条通往精神分裂症的高速路。

贝特森通过对一位患有精神分裂症的少年的缜密观察，发现了双重束缚的情况。

> 当孩子的母亲得知儿子的病情有所好转时，马上去医院探望。少年认出母亲之后非常开心，张开双臂走上前，想要拥抱母亲。而母亲马上缩起身子避开了儿子的拥抱。少年因此感到惊慌失措，不知道自己怎么做才对。母亲接下来说的话，更令他困惑了："儿子啊，你不爱妈妈吗？为什么愣愣地站着不动呢？"

根据观察，这个少年在接收到母亲表意矛盾的信息后，无法弄明白她究竟是爱自己的，还是抗拒自己的，因此病情急剧恶化。

贝特森用东方禅宗的例子对“双重束缚”进行了说明。

师父为了给弟子启示，将棍子放在弟子头上，对他说：“你的头上有棍子吗？如果你答有，我会打你；如果你答没有，我也会打你；如果你不说话，我还是会打你。”

弟子此刻所处的一种骑虎难下的境地，正是双重束缚的状况。问题家庭中的父母往往会让子女陷入这种两难情境。在禅宗故事里，弟子想解答师父的难题，可以夺过棍子打师父一下，因为禅宗奥义在于从言语中获得启示，发挥天马行空的想象力和逆向思考的能力。然而家庭不是修行的场所，在问题家庭的双重束缚情境中，子女很难解决问题而脱身。

在日常生活中，这种阻碍沟通的双重束缚很常见。

我留学回到韩国后在大学当了一段时间讲师，当时讲师的工资比大学生家教和钟点工还低，所以我几乎没有积蓄，过得比留学时期还要辛苦。某天，我特地邀请母亲去一家高档餐厅用餐。母亲看到餐厅的奢华氛围连连回绝："你也没有钱，为什么要来这么贵的地方呀？"最后我拗不过母亲，只能回到家中简单做了个小菜和她一起吃。但是我觉得她在整个吃饭的过程中都沉着脸。我有些纳闷，但又觉得可能是自己多想了。

几天后，妹妹打来电话跟我说，母亲原本很期待去那家高档餐厅用餐，但是她觉得我比较拮据，所以有些过意不去，就推辞了一番，没想到我也不多劝说几次就回家了。这令母亲感到很失落。

爱面子是韩国的文化传统，所以类似的故事常常会出现在生活中。这些虽然只是小小的插曲，但也属于双重束缚，会对家庭交流和家庭关系产生不良影响。

肯定自己的情感

之所以会出现双重束缚，是因为信息传递者不知道该如何坦率地表达自己的情感。唯有真诚坦率的表达才能打动他人。对于两个人来说，彼此越能坦诚相待，他们之间的亲密度就越高。不过大部分韩国人无法坦率地表达自己的感情，尤其是那些认为自己必须符合父母或他人期待的人。

很多韩国人在童年时曾因为诚实表达自己的情感而受挫，例如被父母警告不能有这样自私的念头，被长辈指责说年纪小不懂事，遭到同辈人的忽视或排挤……久而久之，他们就会回避内心的真实想法，并且经常表达一些虚假的、违背自己内心的、不切实际的信息。他们这样做只是为了在他人面前掩饰自己内心的焦虑。表达者所说所做与所想的不一致最终会让交流的另一方陷入混乱。

40多岁的河女士就她小女儿的偏差行为前来找我咨询。她认为小女儿是家庭不幸的根源。河女士家里有两个女儿，大女儿学习好，性格善良，完全不需要操心，也因此深受河女士疼爱；而小女儿进入青春期后就问题不断，经常离家出走，还总是和妈妈、姐姐对着干，动不动就顶嘴。河女士对这个不爱学习、行为有偏差的小女儿束手无策，常常觉得她讨厌。尽管如此，她因为担心小女儿发脾气，而把更多时间和精力用在了她身上。小女儿却丝毫不领情，这令河女士非常失落。

我问河女士：“你为什么会更疼爱大女儿呢？”

她回答：“老大从小就乖巧、温顺，到现在都是如此，从来不让我们做父母的操心。这样的孩子谁不喜欢呢？”

在河女士谈论大女儿时，尽管她说没有特别做过什么，但我仍能自然地感受到她对孩子的疼爱。

我接着问：“可以请您仔细说一下，您是如何为小女儿操心的吗？”

她回答：“老二从小就是个不让人省心的孩子，她很挑剔，很自私，还总是妒忌她姐姐。为了不让老二觉得我们只疼爱她姐姐，我花了很多心思。如果犯错误的是老大，我就会很严厉地批评她，但如果犯错误的是老二，我就不会这样。我在单独和老二相处时总会对她说‘你知道妈妈有多爱你吗’。”

这是个典型的双重束缚案例。小女儿曾经也一定认为父母更疼爱自己。然而到了青春期，她才慢慢意识到父母的心其实是向着姐姐的。小女儿发现妈妈的言行和想法相互矛盾后，开始觉得混乱而失望，感到愤怒、压抑，甚至出现了抑郁症状。和妈妈更爱姐姐这个真相相比，妈妈的双重态度才是折磨小女儿的主要原因。

这个案例表明，掩饰实际想法的表达方式比责骂带来的伤害更大。如果想摆脱双重束缚，就要坦诚地表达自己的情感——有勇气肯定自己的情感是最为重要的，而这股勇气来自对自己内在状态的肯定。从河女士的情况来看，不论小女儿比大女儿差多少，作为母亲的她都必须给她们同等的爱。孩子做错事就应该批评，河女士应当在小女儿犯错时告诉她："你这样做让妈妈很难过。"面对孩子的负面行为，父母如果能坦陈自己的想法和情绪，就可以避免问题的恶化。

训练五：让爱双向奔赴

给予和回报

一个女性刚结婚就受到了丈夫和婆婆的伤害。她来咨询时能够准确地说出那件不开心的事情发生在三年前的七月。那天，她和丈夫作为新婚夫妇按照习俗在家里招待一些客人，不过他们因为没有经验所以准备的食物不太充足。婆婆当众责怪儿媳不够周到。但最让人生气的是，她的丈夫非但没有袒护她，还给母亲帮腔："您不知道吗？我老婆一直都不太聪明啊。"丈夫的话让妻子倍感屈辱，一直耿耿于怀。然而事情并没有到此为止，在接下来的婚姻生活中，夫妻二人都感到非常痛苦。

自那天起，妻子一直对丈夫心怀怨气，认为他是一个没头脑又没担当的人，总是对他不理不睬，视而不见。丈夫则是一头雾水，他怎么也不明白，当初谈恋爱时那个温顺懂事的妻子怎么会突然性情大变。他更不会想到，一切不幸竟是自己随口说的那句话引起的。

很多夫妻之间存在一项默认的原则，就是“有来有往”。案例中的妻子被丈夫的话语伤害后，并没有当场表达自己的不满，但是内心的负面情绪在不断累积，一旦遇到机会就会把之前压抑的痛苦和负面情绪全部释放出来。尽管妻子并不是有意识地想要报复，但创伤会操纵她的潜意识让她不自觉地伤害丈夫。

遵循“有来有往”的原则，很多人在被伴侣伤害后，都会有意无意地做出报复。从另一个角度来看，如果一方一直在积极地做出正向给予，另一方却不做出任何回报，那么他们的关系也会面临危机。

夫妻之间的关系存折

有心理学家提出，夫妻间有一本看不见的“关系存折”，里面的余额决定着两人关系的走向——成为令人羡慕的“神仙眷侣”，或是成为一对矛盾层出不穷的冤家。关系存折和银行账户一样，可以存入也可以支取。从每一个关心、体谅对方的小举动到隆重的爱的表达都会被“存入”；而为了琐事的争吵、情绪发泄、唠叨、抱怨、轻蔑等都属于“支取”。“存入”越多，关系存折的“余额”也就越多，而频繁地“支取”可能造成“关系透支”。

如果希望关系存折内有充足的“余额”，伴侣双方的给予和接受就要遵循一种相对平等的模式。平等地给予和接受能够提升彼此的信任度，让双方用“爱”去克服关系中的一切危机。

下面来看两个关于夫妻间给予与接受的例子。

[例1] 丈夫认真工作，拿到工资就交给妻子来支配。（此时丈夫是给予者，妻子是接受者。）妻子为了感谢丈夫辛苦赚钱养家，第二天起得比平时更早，准备了丰富的早餐——都是丈夫喜欢吃的。（此时妻子对于自己接受的好处向丈夫做出回报，所以妻子成为给予者，丈夫则变成接受者。通过给

予—接受—给予这种正向循环的建立，关系存折的余额不断增加。）如果丈夫在享用早餐前，能够主动为忙碌了一个早上的妻子捶捶背，那么夫妻系存折中便存入了更多。而接受丈夫关爱的妻子又会陷入该为丈夫做些什么的“甜蜜烦恼”……这样的夫妻关系会一直充满爱和幸福感。

［例2］丈夫正坐在餐桌前吃早餐，他对一大早起来精心准备早餐的妻子不闻不问，也没有对她的手艺发表评论。妻子感到很郁闷，便问道：“老公，早餐合你胃口吗？”可是，丈夫心不在焉地回答：“合不合胃口无所谓，我不是一样吃吗！”房间里的气氛瞬间变得冰冷。（此时，给予与接受的平衡被打破了。）妻子作为给予者，本来期待丈夫的回报，但是丈夫什么都没有做。于是给予—接受—给予的正向循环被打破了，而这正是破坏夫妻关系的根本原因。

平等地给予与接受能够让夫妻间关系存折的余额越来越多，让他们拥有无穷的力量去解决问题；相反地，关系存折一旦余额不足或者透支，双方就会像还债一样辛苦，即便是一个很小的考验也可能击垮婚姻的城墙。

拒绝单向的爱

无论是在人际关系、恋爱关系还是婚姻关系中，双方只有平等地给予和接受，才能体验到幸福感和满足感。无论多么深厚的爱情都需要“平等”性。接受爱并给予爱，才能让关系走得更远，让爱和信任越积越多。

很多夫妻在关系中的给予和接受看起来并不对等，尽管如此，他们的关系却非常幸福和谐。

> 有一个双职工家庭，妻子的社会地位和收入比丈夫高，而且在家中承担了更多的事务。例如，灯管坏了，妻子会主动去换，而丈夫在陪孩子们玩捉迷藏。
>
> 这样的夫妻关系在很多人看来似乎有些不平等，不公平。但事实上，丈夫也在“给予”——他比妻子更懂得如何照看孩子。这个丈夫偶尔还会请妻子去她喜欢的餐厅享用一顿浪漫的晚餐。妻子在给予—接受的关系中并不会感到吃亏，也就

是说她所给予的东西不需要丈夫严格按照实际代价做出回报——丈夫体谅和关心的表现也是很好的“给予”。

如果伴侣中的一方一味地付出，却得不到回报，那么他（她）就会认为自己的感情被利用了、自己成了对方的奴隶，然后在不知不觉中积累一种透支和疲惫的感觉，越来越不满。相对地，如果一方一味地接受，却不给予，他（她）一旦意识到这一点，就会产生负罪感和愧疚之情。当给予和接受的天平失去平衡时，一方会感到委屈，另一方则会觉得愧疚。

一对情侣在读大学的时候相识，相恋。当时，男方独自在外面租房住，他家是农村的，家境并不富裕；女方不仅把自己打工赚到的钱交给男方，还经常去男方住的地方帮他做饭，洗衣服，打扫卫生。她毫无保留地为男友付出着。

大学毕业后，女方找了一份工作，男方因为找不到理想的工作，所以继续留在学校读研究生。在男方毕业前，女方一直帮他交学费，并且照顾他的起居生活。就这样过了几年辛苦的生活，男方毕业了，找到了一份不错的工作。女方很高兴，觉得总算是熬出了头，可以和心爱的男友步入婚姻殿堂，组建家庭了。可让她大受打击的是，男方没过多久竟提出了分手。她无法接受男友的说法，反复质问他为什么。她从大学开始就一直在供养男友，为他奉献了一切，没想到却落了个分手的结果——而且男方并没有喜欢上别人。她不知道哪里出了问题，陷入了恐慌的状态。

男方在女友的付出中感到越来越沉重，因为自己总是接受女友的帮助，不知不觉欠下了一笔感情债。他越来越觉得难以坦然地面对女友，一看到她就无法抑制内心的亏欠感。于是他提出了分手，想要寻求一段平等的、互不亏欠的亲密关系。他一方面对女友长久以来的关心、信任和支持心存感激，另一方面又被如影随形的亏欠感折磨得难以呼吸。他非常渴望摆脱这种负债的感觉。

亲密关系是非常微妙的，如果只有单方面的给予，那么关系很可能变得岌岌可危。接受者如果只是简单地表示感激而不做出任何回报，那么他（她）在关系清算时便会迫切地想要减轻自己的心理负担，并因此想要离开这段关系。

所以说，无论爱得多深，我们都不应该不求回报地为伴侣付出所有。懂得在对方不会感到有压力且能够做出回报的条件下给予，是亲密关系中的必备智慧。

训练六：摆脱情绪的控制

自我分化与情绪调节

我遇到过一对韩国夫妻，他们的相处方式很有典型性。他们每次吵完架都会分开待在不同的房间里，闷头不语。他们在各自的空间中展开了一场无声的较量：谁先从房间里出来，谁就认输了。从他们的举动能够看出来，他们两人个都很要面子，也很固执。只是没想到，这种“冷战”最后招致了无可挽回的悲剧。

妻子怀孕了，但是两人还是会不时发生争吵。一次吵架后，两人一如既往地待在不同的房间里“冷战”。妻子吵架后一直不吃不喝，而且精神高度紧张，突然感到腹痛，还见红了。她非常恐慌，赶紧去了医院，但还是没有保住胎儿。这件事给夫妻二人造成了难以愈合的创伤，并最终导致了婚姻的破裂。

这对夫妻的故事让人感到非常沉痛。他们为什么要用“冷战”的方式互相伤害呢？和争吵本身相比，他们处理争吵的方式才是悲剧的根源。

很多不健康的亲密关系都有一个共同之处，那就是伴侣的自我分化水平低。“自我分化”是精神分析中的一个概念，主要指孩子与母亲分离并获得个体独立性。当一个蹒跚学步的孩子从镜子中注意到自己的面孔时，自我分化便开始了。孩子通过“凝视自己”会逐渐意识到自己是独立于妈妈的个体。

自我分化水平高的人，能够理性地控制和调节自己的情绪。和外人相比，家人更容易被情绪投射，这是因为家人之间的关系更加亲密，边界感有时候很弱。而拿家人撒气往往就是自我分化水平低的一种表现。正因如此，家庭往往是最常让人“伤心”的一个地方。

因此，如果我们发现自己或家人经常有情绪投射的情况，就有必要进行情绪调节的练习。

自我分化水平影响着人们控制与调节情绪（尤其是焦虑）的能力和关系亲密度。家庭是一个错综复杂的关系系统，如果不想对家人造成伤害，我们就必须运用自己理性的力量。而理性的力量正是源于自我分化水平。面对家中的危机，一个自我分化水平较低的人往往会过度焦虑，做出一些失控的反应，让局面更加糟糕。反之，一个自我分化水平高的人能够控制自己的不安，发挥自己和家人的力量、资源，顺利渡过危机。

管理好自己的情绪

自我分化的最终结果指向自我的内在状态。自我分化水平的差异决定了人们面临相同的危机状况时的不同应对方式乃至不同结果。

举例来说，有个人看到同事一边讲电话一边迎面走来，他热情地向对方打招呼，但对方专注于打电话所以没有注意到他，直接走了过去。这个人感到自己被无视了，自然不是很开心。不过在同样的情境下，他的自我分化水平不同，应对方式也会有所不同。

如果他的自我分化水平很低，那么他会马上把不满的情绪归咎于同事，认为同事犯了错，惹到了自己。基于这种想法，他会用攻击来应对，和不明所以的同事发生冲突。

如果他的自我分化水平一般，那么他会把坏情绪归咎于自己，而非怪罪同事。他会感到不安，认为是自己做错了什么才导致同事对他视而不见。他可能会去找同事核实自己是不是做了什么让同事不高兴的事，并请他原谅自己。这种情况虽然不会激化矛盾，但会让对方觉得很不舒服。

如果他是一个自我分化水平高的人，那么他既不会对同事发脾气，也不会感到不安。他会在对方方便的时候直接对他说："您刚才在给谁打电话呀，怎么那么投入，都没注意到我跟您打招呼？"这样客观的陈述不包含抱怨的情绪，也没有无端的猜测，会让对方很好接受。同事的反应很可能是表示歉意："啊，我打电话时好像听到有人叫我，原来是你啊！"

自我分化水平高的人，能够运用自己的思考能力去克服情绪冲动，冷静地采取行动，而不是被情绪操控着横冲直撞，肆意攻击。在面对生活中的危机与压力事件时，他能在稳定的情绪中解决问题，既不伤害他人，也不伤害自己，从而建立良好的人际关系和亲密关系。自我分化水平高的人通常都会拥有幸福健康的家庭。

而自我分化水平低的人，更容易受到自己情绪的控制，面对危机会不假思索地冲动行事，直接地表达自己的负面情绪，还会对他人的反应过度敏感，过于依赖他人。这样的人很难拥有幸福的婚姻——即使他（她）因为深爱对方而结婚，也难免会在婚后生活中因无法正确地处理关系问题而伤害对方或伤害自己。

莫瑞·鲍文曾说，自我分化低的夫妻处理压力事件的能力低，很难承受焦虑情绪，在日常的交流中也会困难重重，更无法处理紧张与焦虑情绪。因此，夫妻之间的距离感会与日俱增。越是如此，双方越是迫切地想要拉近距离，而他们之间的张力也就越大。随之而来的是越来越频繁的争吵及越来越多的轻视和否定的态度——夫妻间的距离越来越难以拉近。这种情况持续下去就会影响心理健康，引起抑郁症或头痛、心慌等心身疾病。我遇到过很多体弱多病、经常躺在床上度日的妻子，她们实际上就是因为夫妻关系不和而生的病——无法处理好夫妻关系问题而引发的焦虑与压力最终导致了身体症状。

长期处于夫妻冲突中的女性会承受恐惧、不安的情绪，如果有孩子的话，她们往往会把自己的坏情绪投射到子女身上。这也是自我分化水平低的一个表现。她们会过度保护或控制子女。而子女通常会出现的反应有两种——顺从或反抗。无论如何，子女都很难和母亲分离并获得独立，于是这个家庭下一代的自我分化水平依旧很低。生长在这种家庭环境中的孩子更可能会在青春期做出一些叛逆行为、偏差行为，以此来反抗。他们想要逃离的不是母亲，而是母亲过度焦虑的情绪。然而子女的偏差行为，会使不懂得自我分化的母亲更为焦虑、恐慌，也更为固执地想要控制子女。此时双方都容易有一些极端表现，如自杀、囚禁等毁灭性行为。

掌握化解冲突的钥匙

化解家庭不幸的钥匙其实就掌握在每个人自己手中。试图改变自己的丈夫、妻子或孩子通常是无济于事的。因为自我分化水平低才是一切不幸的根源，我们需要做的是不断提升自我分化水平，这样才会在家庭关系中更懂得变通，也更能控制自己的情绪，及时减少内部的压力。

自我分化水平不是一朝一夕形成的，也无法在短时间内发生改变，但它是可以被改变的。我们在面对压力、产生负面情绪时，首先要察觉到自己的情绪，其次要换位思考，最后才能做出反应。

在日常生活中，我们要用每个危机或压力事件来训练自己——遇到什么事情都要让自己在第一时间开始用脑去思考，而不能凭借潜意识或情绪直接做出回应。

无论我们付出多么大的努力，自我分化水平的提升都将是一个漫长的过程。但我们还是应该坚持，因为只有用理智控制情绪，改变才会发生。我们在产生负面情绪的时候需要马上告诉自己：我当下所感受到的焦虑、愤怒不是来自外在因素，而是源自我的内心，所以在回应他人时，我不应该带有情绪。

我们如果能够熟练地掌握这样的情绪调节法，就能更好地处理家庭冲突。

训练七：做聪明的父母，让孩子体验拒绝与挫折

被过度满足的孩子

过去在韩国，一对夫妇生五六个孩子是很平常的事，但近年来，生育率在不断下降，因为养育孩子越来越不容易了。

我们家只有一个儿子，我和妻子小心翼翼地养育他，对他倾注了所有。因为我和妻子都要工作，所以我们和儿子相处的时间并不充裕，往往只有周末才能陪伴他。

某个周末，儿子吵着说要去餐厅吃饭。虽然我

们夫妻二人不太喜餐厅那种人流比较多的地方，感觉去那里有些浪费来之不易的周末，但因为儿子喜欢，所以就同意了。餐厅离我家不近，步行需要40分钟，但儿子不想坐公共汽车而想骑他的自行车，所以最后我们只好快步跟在儿子后面步行到了餐厅。吃完饭回家的路上，儿子又说要去附近超市买饼干。我们本想劝他，既然吃饱饭了就不需要吃饼干，应该直接回家，但最后我们还是顺着他去了超市……整个周末，儿子都在不断地提出要求，而我们夫妻俩一直陪着他，满足他。两天下来，我们虽然很开心，但都筋疲力尽了。

做一个眼中只有孩子的父亲或母亲很简单，但扮演好父母的角色并不容易，因为好的父母、聪明的父母必须适时地让孩子体验拒绝与挫折。

弗洛伊德说，人类是一种“不知道满足的生物”，无论父母付出多少，都无法满足孩子随时变化的需求。近年来，出现心理问题的儿童在逐渐增多，例如患有多动症（ADHD）的儿童是过去的好几倍，在校学生因社会化不足而无法适应学校生活的问题也越来越严重。来到儿童咨询治疗机构求助的学生络绎不绝，甚至需要预约排队。

“躺平”的一代

1973年诺贝尔奖获得者康拉德·劳伦兹（Konrad Lorenz）指出，对即时满足的追求是现代社会中的一个罪恶之源。随着社会生活便利性的提升，人们普遍开始追求即时满足——疯狂寻找快乐的同时极力避开痛苦。但避开困难就很难真正体会到胜利的喜悦。只有经受住接踵而来的困难和痛苦的磨炼，人们才能获得真正的喜悦。

没有痛苦和磨炼的人生是平淡、乏味甚至缺乏生机的。然而，多数人只想绕过痛苦却不想过那种枯燥乏味的生活。因此很多人就需要不断寻求新的刺激，来满足自己对快乐的需求。

次贷危机让美国经济一度陷入低迷，文化也受到了冲击。我那时在美国观察到，中产阶级家庭搬家时，大多会把用过的家具全部丢掉，换一套全新的家具。其实被淘汰的家具有时还很新，他们换掉它们只是为了体验购入新家具的快乐。劳伦兹曾经预测，对于全新物品的欲望与疯狂将带起一股奢侈之风，削弱美国与一些西欧国家的竞争力；相对地，没有什么奢侈风气的东方国度则会崛起。今日世界的经济局势很好地印证了劳伦兹的分析。

即时满足的欲望、追求新事物的奢侈之风、逃避一切痛苦的人生态度，将我们的下一代塑造成“躺平”（Null-Bock）的一代。“躺平的一代”这个概念最早出现在德国，主要说的是追求即时满足、不在意社会规则、毫无责任感、冷漠自私的年轻人。

专家表示，韩国目前有将近30%的儿童和青少年需要接受咨询。最近，“新式孩子”这个说法流行起来。这类孩子的主要特点是：完全听不进别人的话；只有当老师反复提出命令时，他们意识到自己不得不做，才会装模作样地执行命令。这些孩子对于日常生活中的事情完全没有兴趣，非常任性，一不如意就会不停地抱怨，甚至摔东西。他们一遇到困难或痛苦就会逃避，只要发现事情无法轻易达成就会立刻放弃。这些“新式孩子”只喜欢那种能带来即时满足的游戏，而无法在某件事上长时间投入，也很难为了达成目标而努力。教育专家表示，随着“新式孩子”越来越多，目前学校的教育方式已经难以应对了。这种孩子长大后会选择最不需要努力的人生道路。

当今，“躺平”的风气已经蔓延到20岁甚至30岁的人群——成天待在家中游手好闲的青壮年在不断增加。在日本，有将近一百万名单身“宅家族”，他们就像袋鼠育儿袋中的幼崽般依赖着父母，对外界的事物漠不关心，躲避一切令自己痛苦或不舒服的事，将自己隔绝在狭小的世界中。

“每个问题儿童的背后，都有一个问题家庭”。“新式孩子”现象与现代社会的急速发展变化密切相关，而我们只有着眼于家庭，才能找到解决问题的根本途径。

飞向世界的力量

发展心理学家和社会心理学家认为，在一个人的成长过程中，“延迟满足”是一个极为重要的课题。这个概念是指不急于满足眼前的需求，为了获得奖励、实现目标而延迟满足自己的需求。为了帮助孩子健康成长，父母往往需要扮演两种相互矛盾角色——有时必须立即满足孩子的需求，有时又得为了孩子自我的发展而果断地拒绝即时满足其需求。

遭到拒绝的经历对孩子而言是痛苦的。因此，父母拒绝孩子的同时要给予他比平时更多的爱与关注，让孩子明白，被拒绝的不是他自己，而是他的要求。孩子也会由此认识到——虽然自己可能无法立刻获得想要的东西，但只要稍微忍耐或等待，就能以其他方式获得更大的满足。对更多的满足感与成功的期待也会成为孩子努力学习的一个动机。孩子在学习延迟满足的过程中会形成与他人交往所需的社会化能力和自尊。在父母适当的教养方式下形成的这种对自己需求的控制能力，能帮助孩子发展出克服各种问题与危机、应对人生的艰辛与枯燥的力量。胜利通常植根于挫折。

孩子控制和压抑自己即时需求能力的培养需要依靠父母的训练——让孩子适当地经历挫折。当然，如果没有控制好程度的话，则会事与愿违。现在的孩子普遍没怎么经历过挫折。德国儿童心理治疗专家伊琳娜·普雷科普认为，在没有挫折的教育方式下，许多孩子变成了不幸的神经症患者。目前针对那些对什么都没兴趣又冲动地追求即时满足的孩子的治疗方法有很多，不过基本原理只有一个，就是让他们经历一定的痛苦或挫折。

在德国，治疗“躺平的一代”的方法之一就是让他们接受海上救援训练，去拯救落水的人。或许很多人会认为这种训练和青少年的日常生活联系不大，但它的效果令人惊讶。在生死关头、危急时刻被唤起的真实情感能够刺激那些自我意识薄弱的孩子，给他们注入“强心剂”。

在日本，“学骑马”成了一个热门的治疗方法，这或许比海上救援训练更能让孩子们体验到痛苦。尽管费用很高，但仍有很多家长给孩子报名进入专门的马术学校上课。在这个学校里，每个学员都被分配了一匹属于自己的马，而且他们必须承担起训练、清洁、饲养与管理自己的马的责任。对于习惯了都市干净环境的孩子来说，清理马粪、给马厩铺干草并不容易，但这些学员在完成任务的过程中和动物产生了互动，学到了如何控制自己的情绪，并通过履行义务培养出了责任感。孩子能够经由苦难发现人生的意义，并且能够在战胜苦难所带来的喜悦中蜕变。

有人把人生比作苦海。悲观地看，我们的生活就像是不断地在苦海中漂泊，偶尔才能遇到一个岛屿，让我们舒展身体，放松筋骨。与那种巨大的破坏性的痛苦不同，轻微的紧张感与痛苦能使我们保持觉醒，激励我们努力挑战并体会苦尽甘来的满足感。对于儿童和青少年来说，这样的经验更是非常宝贵的。同样地，家庭的和睦与幸福也离不开对小小的挫折与痛苦的欣然接受。

和平、喜悦和幸福并不是唾手可得的。延迟满足、痛苦与不舒服的感觉都有助于健康家庭的建立。家庭不只要为每个家庭成员提供避风港，还必须为他们注入力量，让他们可以飞向世界。

结束语
幸福的家庭需要家人的共同努力

上小学三年级的儿子常常对我的管教置若罔闻。我每次看到他把我的话当耳旁风都会忍不住发脾气。不过我也不敢苛责孩子，只能把怒气发在妻子身上。

妻子有时候会回击："你不是心理咨询专家吗？你别光帮别人做家庭咨询，也帮帮我们自己吧。"我一听她这样说，就会马上缴械投降。

尽管我有多年家庭咨询工作经验，为很多家庭提供过帮助，但我自己还是免不了遇到家庭问题，也每天都在为构建幸福家庭而不懈努力。

当一对情侣因为爱情而结为夫妻时，他们都憧憬着美好幸福的家庭生活，但这个愿望实现起来并不容易。两个人无论多么相爱，在生活中都有可能发生摩擦、冲突，甚至因此彼此疏离和伤害，最终走向陌路。而孩子的诞生会让家庭关系变得更为复杂，也将带来更多问题。

如果选择回避，那么原本微不足道的问题可能会越变越严重，直到失控。我经常见到许多人不把家庭冲突当成一回事，这样会造成痛苦的无限延伸；还有人选择无视冲突，导致错失了解决问题的机会。想要真正化解冲突，就必须找到引发冲突的根源。

在一个孩子的成长过程中，如果父母不懂得表达对他的爱，或者没有能力给他关爱，那么这个孩子会体验到悲伤、痛苦、愤怒等负面情绪，却对此束手无策。久而久之，这个孩子为了生存而学会了压抑自己的情感，降低对父母的期待，依靠自己来解决问题。等到长大成人，他虽然不需要继续压抑自己了，但还是会按照儿时建构的模式去思考、行动，无法摆脱童年时期的生存策略——内心还是那个意志薄弱、孤独无助的孩子。即使组建了自己的家庭，这样的人也没办法与配偶建立稳定和谐的亲密关系，不懂得表达自己的爱，最终会让配偶对他们的婚姻感到失望。如果这个人有了孩子，那么他还会将自己从父母身上体验到的负面情绪传递给子女，让他们在成长过程中也承受伤痛。

很多内心发展不完善的人并没有意识到自己童年时代遭遇的不幸，更不知道这些不幸会持续影响自己现在的想法、情绪、行为——他们就如同行走在沙漠中一般，苦苦寻求水源。

在婚姻中，如果双方内心都存在匮乏感或伤痛，却又不去面对，那么他们很容易发生冲突。

一对夫妻因关系不和进行了心理咨询。丈夫通过咨询认识到自己无法给妻子提供足够的情感支持——只是这一点就为夫妻关系带来了变化。妻子了解到丈夫的问题后不再刻意去改变他，而是努力去寻找和他和平相处的方法。妻子以前只是被动地等着丈夫关爱自己，但通过咨询，她慢慢掌握了一些具体的方法，能够主动引起丈夫的注意和关心。之前，妻子因为被丈夫的冷漠伤到了心，所以明知道丈夫需要肯定和称赞，却总是责备他；而现在，她开始肯定他，赞赏他。双方通过回顾自己的童年历程，逐渐改善了亲密关系。

尽管家人之间难免会为了一些琐事而争吵，闹得不愉快，但正是“家庭”给予了我们面对世界的勇气与力量。

家人并不会被我们随意地操控——我们必须为了包容和理解他们而不懈地努力。这样的努力，最能体现我们人生的意义。为什么？因为我们是一家人！